O HOMEM FIEL

Celeste Costa

O HOMEM FIEL

TALENTOS DA LITERATURA BRASILEIRA

novo século®

São Paulo, 2014

Coordenação Editorial Nair Ferraz
Diagramação Luís Pereira
Capa Renato Klisman
Preparação Luiz Alberto Galdini
Revisão Patrícia Murari

Texto adequado às normas do Novo Acordo Ortográfico da Língua Portuguesa (Decreto Legislativo nº 54, de 1995)

Dados Internacionais de Catalogação na Publicação (CIP)
(Câmara Brasileira do Livro, SP, Brasil)

Costa, Celeste
O homem fiel / Celeste Costa. -- Barueri, SP: Novo Século Editora, 2014. -- (Talentos da literatura brasileira)

1. Desenvolvimento pessoal 2. Fidelidade 3. Ficção brasileira 4. Reflexões I. Título. II. Série.

14-12329 **CDD-808.882**

Índices para catálogo sistemático:
1. Reflexão : Literatura 808.882

2014
IMPRESSO NO BRASIL
PRINTED IN BRAZIL
DIREITOS CEDIDOS PARA ESTA EDIÇÃO À
NOVO SÉCULO EDITORA LTDA.
Alameda Araguaia, 2190 – 11º andar – CJ 1111
CEP 06455-000 – Barueri – SP
Tel. (11) 3699-7107 – Fax (11) 3699-7323
www.novoseculo.com.br
atendimento@novoseculo.com.br

Dedico este livro a todos os homens que tiveram e têm coragem de ser fiéis a si mesmos, e àqueles que tiveram a capacidade de depositar sua confiança neles.

SUMÁRIO

APRESENTAÇÃO

Ser fiel e esperar fidelidade é, antes de tudo, um pré-requisito para aprender e ensinar o significado da palavra respeito. Saber o significado real dessa palavra e conseguir vivenciá-la no cotidiano no trato consigo e com os demais, define o quanto somos capazes de ser verdadeiros e comprometidos com a nossa felicidade, realização e verdade.

A fidelidade em si mesma é um ideal a ser atingido na medida em que amadurecemos e nos tornamos pessoas mais integradas e evoluídas. Quando o sentido do nós passa a ser maior numa escala que se expande cada vez mais. Nesse contexto, uma pessoa que consegue ter o autodomínio para se manter fiel a uma relação, a um ideal ou a uma meta faz um treinamento para uma escala mais ampla. Passa a ser merecedor de receber a confiança primeiramente de si mesmo, desenvolvendo com isso o auto respeito e secundariamente se tornando apto a receber cada vez mais e mais comprometimento por parte daquele ou daquilo em que se deposita a confiança.

Dentro da grande gama de interesses em que gira a mente humana, abdicar de muitos para se dedicar a um, requer uma série de qualidades sem as quais seria impossível atingir tais metas.

A primeira delas é com certeza a paciência, a capacidade de manter o interesse e a dedicação demoradamente para extrair de cada experiência o néctar que só a profundidade pode demonstrar.

A segunda qualidade é a persistência, que nos permite continuar tentando até que o resultado seja enfim conseguido.

A terceira é a dedicação que faz girar em torno do objeto da fidelidade, a atenção necessária e os pensamentos que possibilitam entrar na sintonia indispensável para gerar a energia que proporcione essa ação permanente e resoluta.

Então, a qualidade de ser fiel seria impossível ao Homem que antes não tivesse desenvolvido essas outras qualidades que a precedem e possibilitam.

CAPÍTULO 1

O QUE TORNA UM HOMEM FIEL A UM IDEAL?

Um ideal é algo digno de ser perseguido, semelhante à perfeição, além da qual não se pode ir adiante. E é exatamente essa perfeição nossa meta mais alta. Esforçamo-nos a vida inteira aprendendo com nossos erros até encontrarmos o caminho do acerto. Erramos para aprender a acertar: o método das tentativas. E ocorre dessa maneira em todos os aspectos da vida, assim como os bebês que caem inúmeras e repetidas vezes para aprender a ter equilíbrio e não mais cair. Tentamos relacionamentos, profissões e métodos de vida para alcançarmos a satisfação plena. A plenitude em qualquer área nos mostra que atingimos o alvo. Aprendemos como fazer algo dar certo e a ser eficientes e eficazes nas próprias vidas e na sociedade. O cientista que tenta descobrir um novo invento, o faz não só para si mesmo, mas para ajudar todos aqueles que se beneficiarão de sua descoberta. Sua paciência e perseverança o leva ao resultado almejado e aí obtém os louros de todos os esforços, pois tenta até conseguir.

Ter isso fixado em sua mente, em sua alma e em seu coração é o que possibilita os maravilhosos resultados. Basta olhar em torno para perceber a importância da fidelidade a um ideal. Tudo o que usamos, conhecemos, ensinamos, lutamos, elogiamos e perseguimos avidamente na vida é resultado do esforço continuado dos seres como os cientistas que nos precederam e possibilitaram que nos beneficiássemos com os frutos de seus trabalhos.

A fidelidade é o que torna tudo isso possível. Sem ela, nada teríamos como referência confiável para a consecução de um ideal. O que torna um Homem capaz de perseguir um ideal, qualquer que seja, é a compreensão de que aquilo que almeja vale todos os esforços utilizados para alcançar uma meta. Seja uma ideia política, um líder religioso, um invento, um relacionamento, uma profissão, o que for. Se você consegue ser internamente impulsionado para seguir um objetivo, é porque ele toca você. E se esse tocar está cheio de significado, ele faz tudo valer a pena. Não importa quanto custe, você paga o preço porque quer os resultados. Por isso se chama META. Você idealiza e persegue porque reconhece sua utilidade e seu propósito.

Isso move a vida de uma pessoa, pois dá significado a sua existência e lhe fornece motivação. Por isso ela vai em frente e se sente impulsionada.

E esse estímulo a leva a conhecer do que é capaz. Todos têm ideais e metas e são elas que, consciente ou inconscientemente, nos impulsionam para seguir.

CAPÍTULO 2

O QUE TORNA UM HOMEM FIEL A SEU PAR?

Dentro dos relacionamentos, a fidelidade é talvez a mais importante das qualidades necessárias para se estabelecer e se manter um relacionamento significativo. O aprofundamento dos sentimentos de amor só é possível quando o foco é mantido na pessoa com a qual se está comprometido, satisfeito e feliz.

O prazer de variar é saciado pelos infiéis, que logo depois sentem dentro de si um vazio existencial que os levam a querer sentir mais e mais prazer para tentar esquecer ou ignorar o vácuo que se cria. Esse vácuo é justamente a ausência de amor real, a si mesmos e a seus pares. Eles tentam compensar com prazer o que falta em felicidade real. Não estão comprometidos porque têm medo de se decepcionar e do sofrimento decorrente. São covardes, então escolhem variedade em detrimento da profundidade e com isso perdem a possibilidade de chegar efetivamente a uma relação verdadeira e substancial.

Uma relação verdadeira acontece quando você está junto de uma pessoa com quem pode dividir o que sente e pensa e fica à vontade para se expressar sem perder sua individualidade. Alguém que esteja na mesma sintonia que a sua, com gostos e preferências que você conheça e consiga respeitar. Esse tipo de relação faz você se sentir completamente integrado consigo e com seu par. E isso leva à fidelidade. Se está feliz naquela relação, não tem por quê procurar outra.

Os motivos sexuais que os Homens alegam, são apenas desculpas para encobrir o simples fato de não estarem se sentindo felizes dentro de determinada relação.

Seria muito mais honesto e menos penoso para ambas as partes, se simplesmente se separassem e procurassem pares mais compatíveis. Isso requer respeito e coragem. Duas qualidades de espíritos fortes e verdadeiros. Até que se desenvolva essas qualidades, o homem se contenta com menos do que precisa ou merece e com isso se torna um fantoche de si mesmo. Que mente e interpreta um personagem que não tem nada em comum com sua realidade interna e assim perde primeiro o autorrespeito e depois o respeito aos outros. E nessa roda viva se perde de seus ideais e de seus propósitos, se transformando numa sombra do que poderia ser.

CAPÍTULO 3

A FIDELIDADE E A AUTOESTIMA

Não podemos dar o que não temos. Antes de uma fonte matar a sede de algum ser, é preciso que ela tenha água limpa: e assim é conosco. Primeiro precisamos nos reconstruir para que depois consigamos desenvolver a real autoestima. Se parar e observar quais são as qualidades das pessoas que admira e respeita, vai perceber que esses seres têm sido para você um ideal das qualidades que deseja desenvolver em si mesmo. Para fazer essa construção é preciso primeiramente listar as qualidades que já estão desenvolvidas em você. E depois fazer uma segunda lista das qualidades que deseja desenvolver em si próprio. Você é seu próprio arquiteto e por meio da informação, da dedicação e da persistência, fará um trabalho eficiente para se transformar no que desejar. Isso é possível porque existe uma triangulação: pensamento gera sentimento que gera o comportamento. Portanto, é na mente que todo o processo começa. Apenas desejar ser algo não é possível sem que o seu subconsciente compre ou acate essa resolução. Comece fazendo uma lista numerada das suas qualidades. Em frente ao espelho decrete; EU SOU cada uma das qualidades da lista, vinte e uma vezes consecutivas. Esse é o número de vezes que consegue criar novos hábitos. Depois de trabalhar com essa primeira lista, você deve preparar uma segunda com as qualidades opostas aos seus defeitos ou traços negativos de personalidade. O trabalho com essas qualidades é implantado com; A CADA DIA QUE PASSA, ESTOU ME TORNANDO MAIS E MAIS... cada uma das qualidades vinte e uma vezes. (Eu postei um vídeo no youtube com o link: "Construindo uma ótima autoestima do livro O Homem Fiel". Assista quantas vezes forem necessárias até dominar bem essas técnicas.)

A repetição é a mãe do aprendizado; então para reeducar a si próprio, precisa estabelecer um exercício contínuo utilizando simples afirmações que devem ser repetidas vinte e uma vezes em frente ao espelho, com autoridade e decisão. No caso da fidelidade, após ter lido o conteúdo deste livro e compreendido a importância de desenvolver tal qualidade, você utilizará a seguinte afirmação: "A cada dia que passa, estou me tornando uma pessoa totalmente fiel de corpo, mente, alma e coração". Repita vinte e uma vezes consecutivas em frente ao espelho antes de dormir. Use essa estratégia com qualquer qualidade que você decida desenvolver. Dessa maneira, lentamente a qualidade será manifestada primeiro nos seus sentimentos e depois no seu comportamento. Quanto mais desenvolver em si as qualidades das quais precisa e aprecia, mais desenvolverá a admiração e o respeito que essas qualidades inspiram. E assim, lenta e firmemente com o foco em si, aprenderá a se amar, a ser mais seletivo no que diz respeito às escolhas que faz e consequentemente adquirirá o poder de se transformar no que quiser. Esse poder pode ser utilizado por qualquer pessoa em qualquer idade e dará resultados na proporção exata em que se dedicar com persistência e decisão à tarefa da repetição. Afinal de contas, você deve ser a pessoa mais importante de sua vida e todo o tempo e esforço utilizado para ter resultados será recompensado pela certeza de que está se transformando numa pessoa melhor, mais eficiente e mais digna no que tange ao amor próprio e ao respeito.

Quanto mais a autoestima aumenta, mais aumentam também as possibilidades de ser feliz, próspero e bem-sucedido na vida.

O mais interessante é que não importa como você comece, só precisa saber que tipo de pessoa quer se tornar. A mente é impressionável e programável. São nossas crenças e decisões que definem quem somos. Se nos abrirmos para novas crenças e tomarmos novas decisões, nossas energias são redirecionadas para onde mandamos. A afirmação deve ser construída no presente do indicativo, deve ser positiva, direta e clara. No eterno agora. Além das qualidades, pode estabelecer crenças específicas que o tornem mais saudável, feliz e próspero.

Vou listar algumas afirmações que você pode usar, porém saiba que é possível construir as afirmações específicas que quiser. Utilize sempre com a técnica do espelho, ou seja, repita vinte e uma vezes diariamente diante do espelho antes de dormir, para reprogramar eficientemente seu subconsciente ou, se preferir, pode deixá-las gravadas para ouvir depois.

AFIRMAÇÕES:

1 – Eu construo passo a passo a minha própria felicidade pessoal, o meu sucesso e a minha realização em todos os setores da vida.

2 – Paz no meu corpo, paz na minha mente, paz no meu coração, paz na minha alma, paz no meu caminho, paz no meu destino. Eu entro e permaneço na sintonia da paz profunda do meu espírito.

3 – Minha comunicação é perfeita, eu sempre digo as palavras certas, da forma certa, na hora certa, para as pessoas certas e assim, eu atinjo sempre os meus bons objetivos.
4 – Eu escolho ser saudável física, mental, emocional, espiritual, profissional, financeira e socialmente.
5 – Eu escolho viver na abundância de tudo o que é bom e agradável para mim e para os meus semelhantes.
6 – Eu sempre penso no melhor, espero o melhor e recebo o melhor.
7 – Minha intuição guia os meus passos para a minha evolução.
8 – Estou em permanente sintonia com as soluções perfeitas, que me chegam instantaneamente quando preciso delas.
9 – Eu divido minhas horas harmoniosamente em 8 horas de trabalho produtivo, 8 horas de sono profundo e reparador e 8 horas de prazer e lazer.
10 – Eu amo profunda, sincera e permanentemente o ser sagrado que eu sou.
11 – Sinto segurança onde quer que eu vá. O Senhor é o meu refúgio e a minha fortaleza.
12 – Estou me tornando a pessoa maravilhosa que quero ser.
13 – Eu quero. Eu posso. Eu consigo.
14 – Tudo e fácil para mim. Eu faço dar certo.
15 – Eu entro e permaneço no meu centro de paz, amor e equilíbrio.
16 – Atraio para a minha vida uma relação amorosa conjugal que me satisfaz em todos os níveis.
17 – Escolho amar e ser amado integralmente de corpo, alma, mente e coração.
18 – Eu me reconstruo, eu me fortaleço, eu me refaço.
19 – Aceito que posso fazer em mim mesmo todas as mudanças que eu quiser.

20 – Eu sou o que decido ser. Sou um leque de possibilidades infinitas. Quanto mais me conheço, mais me amo, mais me aceito e mais me compreendo.

21 – Utilizo meus poderes com amor e sabedoria. Dessa forma tomo decisões sábias que favorecem à humanidade e a mim.

22 – Entrego todas as minhas cargas e preocupações nas mãos do meu espírito. Confio que será dada a melhor solução possível a cada desafio. Espero pacientemente o momento certo de cada coisa acontecer. Agradeço a Deus e à espiritualidade por sempre me guiarem, me iluminarem e me protegerem.

23 – Sinto-me bem comigo mesmo, com o rumo que dou à minha vida e com todos os seres com quem convivo.

24 – Só por hoje sou equilibrado, honesto, confiante, grato e gentil comigo mesmo e com todos os seres vivos.

25 – Eu sou próspero, saudável, feliz, responsável e bem-sucedido.

26 – Decido agora construir uma autoestima perfeita e transformar a minha vida no que eu quero que ela seja: maravilhosa!

27 – Tenho sorte. Coisas boas acontecem para mim. Atraio sincronicidades perfeitas.

28 – Eu sou fiel a mim mesmo e ao meu compromisso de me tornar a melhor pessoa que eu puder e tratar cada pessoa que passar pelo meu caminho com o mesmo respeito e consideração que desejo ser tratado por todos.

29 – O que me impulsiona é a eterna evolução. Hoje melhor que ontem, amanhã melhor que hoje. Um constante vir a ser em que cada passo faz parte de toda a jornada.

30 – Eu cultivo dentro de mim a alegria. Vejo a beleza em todas as expressões e cultivo o bom humor e a humildade

que me ajudam sempre a tirar lições de tudo o que me acontece na vida.

31 – Eu sigo corajosamente, confiantemente sugando o néctar dessa experiência inebriante que é viver.

32 – Eu sou feito de luz, revestido de carne e repleto de espírito.

33 – Eu em Deus, Deus em mim.

34 – Estou aberto para o amor, a felicidade, a riqueza, a realização e a saúde plena em todos os setores da minha vida.

35 – Sou um ser único. Posso me transformar no que eu quiser. Sou o dono do meu destino. Sou o capitão da minha alma.

36 – Eu sou a personificação da fé. Minha fé inquebrantável vem da Presença Divina dentro de mim. Tudo posso Naquele que me fortalece. Tudo e possível para aquele que crê e eu creio. Minha fé é perfeita.

37 – Eu crio, recrio, aperfeiçoo e aperfeiçoo-me. Sou feito à imagem e semelhança de Deus. Meu corpo é perfeito e repleto de energia positiva.

38 – Eu polarizo positivamente todos os meus pensamentos.

39 – Eu me fortaleço. Eu me fortifico. Eu me refaço. Eu manifesto na minha realidade todos os meus desejos.

40 – Torno-me eficiente e eficaz; ou seja: faço bem-feito tudo o que precisa ser feito.

41 – Desenvolvo a disciplina necessária para transformar minhas metas em realidade.

42 – Através das minhas escolhas, da minha imaginação, das minhas afirmações, da minha fé, do meu silêncio e da minha perseverança, transformo sonhos em metas e realizo todos os meus propósitos.

43 – A mágica do universo trabalha a meu favor.

44 – Eu sou o meu melhor amigo e faço por mim tudo o que for preciso.

45 – Crio a minha realidade.
46 – Faço escolhas certas. FIDELIDADE.

Existe outra lista muito importante que toda a pessoa deve ter em mãos. A lista das prioridades e dos valores. Dessa maneira você concede a si mesmo a graça de saber para aonde está se dirigindo em sua vida, ou seja, qual é o seu propósito. O que te move. O que te inspira. O que tem valor para você. Enumere do mais importante para o menos importante, escreva com letras nítidas e com clareza e mantenha essa lista sempre à mão. Ela é o seu mapa do tesouro. Deve ser absolutamente honesto quando estabelecer suas prioridades. Fique atento à ordem em que elas aparecem, assim, aprende a se manter focado, ou com todas as suas energias direcionadas na consecução de seus objetivos. Esse é um trabalho de autoconhecimento. Para fazer essa lista você precisa mergulhar profundamente em seu universo interior a fim de colocar ordem e direção na sua mente.

Aqui entra a fidelidade a si mesmo. Você precisa se comprometer em fazer sua própria vida funcionar e saber quais são os seus talentos e os seus recursos, o que lhe proporciona prazer e alegria; quais são seus livros e músicas preferidos e o que te diz a letra dessas músicas.

Analise esse material demoradamente para que você se conheça melhor e perceba que tipo de mensagem está guiando sua vida neste momento. Procure responder também se está tendo bons resultados financeiros, emocionais, profissionais e familiares.

O que está andando bem na sua vida e o que está travado?

Lembre-se sempre que terá de fazer um diagnóstico preciso para saber o que necessita reprogramar em sua mente.

Coloque a técnica em prática e observe os resultados. Eles certamente virão e você se surpreenderá ao perceber que esse poder de recriar tudo dentro da sua vida sempre esteve lá esperando para ser descoberto.

Fazer esses trabalhos para aumentar o autoconhecimento e a autoestima é uma tarefa bastante prazerosa porque quando olhamos para dentro de nós e damos a devida atenção, fazemos o que ninguém pode fazer sem o nosso consentimento: causar mudanças.

Para evoluir é preciso largar o velho e abraçar o novo, esse movimento de ascensão nos dá perspectivas novas e abre em nós novas possibilidades. Desenvolvemos capacidades latentes e nos tornamos o que quisermos ser.

Com o devido treinamento, aprendemos a ter autoridade sobre nós mesmos e sobre nossa mente subconsciente, onde reside o poder de realizar tudo. Ela então, se torna disciplinada e obediente diante das decisões repetidas com autoridade pelo ser que está determinando o direcionamento das energias e circunstâncias que regem sua própria vida.

Esse é o poder de gerar mudanças. Só não muda o que já e perfeito ou o estagnado. Todo o universo trabalha com movimento, transformações e evolução.

A fidelidade ao próprio crescimento está de acordo com as leis universais que determinam como tudo e todos devem sempre se tornar melhor, melhor e melhor. É o princípio do aperfeiçoamento.

CAPÍTULO 4

A EVOLUÇÃO MORAL DO HOMEM E SUAS CONSEQUÊNCIAS

A questão do desenvolvimento moral do Homem é um assunto de extrema importância tanto no contexto individual quanto no coletivo.

As qualidades morais que tornam um Homem possuidor das chaves que abrem as portas de seu próprio desenvolvimento devem ser aprendidas e colocadas em prática no cotidiano em todos os momentos e situações. E é apenas após termos realmente desenvolvido essas qualidades como partes inerentes de nossa personalidade que nos tornamos pessoas passíveis de ser chamadas de dignas ou portadoras de dignidade.

Esse aprendizado deveria começar dentro de cada lar desde os mais tenros anos, mas devido à negligência e a falta do desenvolvimento dessas qualidades nos pais, eles não são transmitidos na íntegra e isso faz com que formemos seres humanos permissivos e egoístas com a falsa ilusão de que se pode tirar alguma vantagem desrespeitando a outrem.

O exemplo é a melhor forma possível de ensinamento. Por isso, é dessa forma que os pais devem ensinar a seus filhos as qualidades morais essenciais à correta formação do caráter.

Vamos discorrer agora sobre algumas dessas qualidades e sua vital importância.

1 – A honestidade:

A capacidade de desenvolver essa qualidade pertence a todos nós e basta usar as mesmas técnicas ensinadas no capítulo anterior; ou seja, o conhecimento pode e deve ser introduzido no subconsciente para reprogramá-lo por meio da técnica do espelho: A afirmação deve ser feita durante vinte e uma vezes consecutivas e afirma-se: "a cada dia que passa estou me tornando uma pessoa mais e mais honesta". Esta afirmação deve ser repetida durante 21 dias consecutivos!

Dentro de pouco tempo a transformação se apresenta e pode ser percebida nos mínimos gestos e atitudes. Para ser honesto, primeiro é preciso ter respeito por si próprio e pelo outro; então precisamos trabalhar com essa qualidade. A afirmação nesse caso é a seguinte: "a cada dia que passa me transformo numa pessoa mais e mais respeitosa e respeitável".

Ou seja, o que dá respeito e recebe dos outros a qualidade correspondente.

2 – A sinceridade:

A sinceridade é o compromisso real com a verdade. Quando somos sinceros dizemos realmente o que sentimos sem distorções. É essa capacidade que permite avaliações claras sobre o que realmente se passa em nosso íntimo e por fora de nós também. Quando um ser tem a coragem de ser sincero com os outros é sinal de que ele aprendeu a respeitar a si mesmo. Essa capacidade constrói relações profundas na qual um ser se abre para poder ser visto e entendido por outro ser em níveis profundos e assim, se forma a real intimidade. Eu compartilho com o outro o que se passa no meu íntimo. A realidade e a verdade do que sinto. Então, o outro pode me ver como eu me vejo e a confiança se estabelece dessa troca. Assim se formam as relações mais necessárias a qualquer ser humano.

Qualquer tipo de relação relevante em nossa vida, em qualquer nível, é aquele baseado na confiança. Honesto é aquele que diz o que pensa e sincero é aquele que diz o que sente.

Então, se você se expressa com verdade e realidade sobre o que pensa e o que sente, se torna um ser integrado. Só a verdade é capaz de produzir essa integração na personalidade e no caráter de alguém.

3 – A humildade:

O verdadeiro sentido da humildade é a capacidade de saber que sempre devemos estar preparados para aprender mais e mais do que há para ser compreendido no caminho do nosso desenvolvimento. A humildade é como o Santo Graal: um cálice vazio sempre à espera de ser preenchido com a luz da sabedoria. Se estivermos abertos e receptivos, continuamos nosso crescimento, e se sabemos que cada um é diferente e que justamente essas mesmas diferenças nos permitem aprender sobre a tolerância, nos tornamos capazes de aceitar as diferenças individuais e coletivas na compreensão de que cada um está em um degrau da escala evolutiva e que nessa convivência pacífica todos crescem, todos ganham, todos trocam e todos se desenvolvem.

Tudo de ruim e pavoroso que já aconteceu neste planeta ao longo da história é fruto da intolerância e da ganância. Guerras, opressão, escravidão; tudo isso pode e deve ser evitado no futuro da humanidade com o desenvolvimento dos princípios morais dentro de cada um de nós. É um trabalho tanto individual quanto coletivo, que se parece com uma sementeira; tudo germina quando cai em solo fértil e recebe água e calor necessários ao seu crescimento.

4 – A gentileza:

Ser gentil implica em ter consideração com as necessidades e gostos de outrem e das nossas próprias. Ter pequenos gestos e palavras de bondade desenvolve seres humanos belos e simpáticos. A beleza interior, apreciada e reconhecida por todos, é fruto do alvorecer dessas qualidades em uma pessoa. Ela demostra isso em tudo o que diz, pensa e faz, pois introduziu esses valores em suas mentes consciente e subconsciente. Desenvolvendo em si essas qualidades, colhe por isso os doces frutos de uma excelente autoestima e constrói relações com qualidade e profundidade. Ela cresce e faz com que os outros cresçam por meio do bom exemplo e isso nos leva para próxima qualidade.

5 – A bondade:

A bondade é o que mostra quanto temos de amor em nosso coração. Saber doar. O amor está intimamente ligado à doação. Um sorriso, um gesto, uma palavra, uma ajuda ou algo que o outro precise. Como se estivesse dando a si mesmo, suprindo nossas necessidades. A bondade é essa qualidade que leva o que há de melhor em mim para o outro, o ato de generosidade é fruto da confiança de que quanto mais se dá mais se tem.

6 – A moderação:

Capacidade de ter o autocontrole para perceber o equilíbrio necessário em tudo, é o famoso caminho do meio. Tudo posso, mas nem tudo me convém; então desenvolvo o discernimento para fazer escolhas certas acerca de tudo.

7 – A fé:

Primeiramente em Deus, depois em nós mesmos e na nossa capacidade de nos tornarmos cada vez melhores.

A fé faz a ponte entre o imaginado e o criado e podemos compará-la ao cimento. É o que confere a liga, o éter, o fundamento. Ela dá o impulso, a perseverança e a abertura, como uma porta aberta que torna todas as coisas possíveis. Todos os Homens só chegam a atingir seus ideais através da fé.

8 – A gratidão:

A capacidade de agradecer e valorizar tudo que temos e somos e ainda tudo que estamos nos tornando. Quando agradecemos sinceramente expressamos nosso reconhecimento verdadeiro, assim manifesta-se o poder do obrigado. Quanto mais agradecemos, mais recebemos e quanto mais damos, mais recebemos também, esta é a conhecida lei da generosidade. Saber dar e receber é importantíssimo porque em todas as nossas relações pessoais e profissionais precisamos constantemente dar e receber, é uma via de mão dupla, na qual aprendemos que a única maneira de continuar recebendo é dando o que os outros precisam. Para isso, necessitamos nos libertar do egoísmo para desenvolver o altruísmo. As formigas e as abelhas demostram a força que têm por conta do grupo organizado e comprometido que garante a todos os membros a satisfação de suas necessidades. Cada membro cumpre sua função para o bom andamento da comunidade. Todos saem ganhando porque a união faz a força. Livrar-se da tendência egoísta é um dos maiores desafios para o ser humano. Só quando ele percebe que tudo faz parte de um todo único do qual é uma pequena célula indissolúvel é que consegue sair do eu e do meu para ir para o nosso. Então, ele se liberta definitivamente da solidão interna que o assola enquanto está distanciado de sua essência Divina.

Se existem mais estrelas no céu do que grãos de areia no mar e a energia é indestrutível como prova a física quântica, que a matéria é energia condensada, fica fácil perceber que as leis que regem o equilíbrio do universo, nos tocam mesmo que não tenhamos ainda plena consciência delas.

Um exemplo desta energia é a possibilidade que existe de fotografar a aura e a energia em volta do corpo por meio das fotografias kirlian, elas têm sido usadas nas terapias holísticas como o reiki para avaliar o estado geral de saúde energética de uma pessoa.

O modo de viver de acordo com as normas que regem esse equilíbrio universal é o que torna um ser realmente saudável fisicamente, moralmente, emocionalmente, espiritualmente seguindo o fluxo da evolução permanente que é a razão real de estarmos encarnados nestes corpos atuais.

Os seres espiritualizados e despertos são sempre altruístas porque estão atentos em constante vigilância a seus pensamentos, sentimentos e ações. Eles controlam o pensamento na direção certa, sempre de maneira positiva, e acreditam que assim podem se tornar os senhores dos seus destinos.

Eles nos ajudam ensinando e mostrando o caminho. Podem fazer isso porque estão adiante na escala evolutiva. São pacíficos e primam pela paz. Constroem a paz e a ensinam para nós. A paz é o fruto doce de uma consciência tranquila e positiva. E nesse ponto exato é preciso aprender como controlar a maior inimiga dela, que é a ira. Quando estamos com raiva, nossa frequência vibratória baixa a tal ponto que somos tomados momentaneamente pelos sentimentos torpes e perdemos a capacidade de raciocinar dando abertura para que obsessores entrem em nossas auras e dirijam nossos atos. Tornamo-nos fantoches desses seres que tentam se vingar por conta de dívidas contraídas em encarnações passadas. Eles querem que soframos como eles sofrem por estar em um estado de vingança. Nós não os vemos, a não ser que sejamos médiuns videntes, mas podemos sentir as vibrações nefastas quando nos encolerizamos. Por isso, a ira é um dos sete pecados capitais. Ela arrasta o Homem ao lodo enquanto seu destino natural é a luz. Para controlar a ira, existe uma chave eficaz: a respiração profunda e cadenciada.

Quando se sentir irado, recolha-se a um lugar onde possa ficar sozinho. Sente-se com a coluna reta, junte os dedos indicadores e médios com os polegares e repouse suavemente sobre os joelhos dobrados (posição de meditação), respire profundamente enchendo os pulmões de ar o máximo possível enquanto pensa: "A paz me invade". Retenha a respiração enquanto pensa: "Meu Ser a absorve". Exale o ar devagar enquanto pensa: "Elimino todos os meus males". Mantenha essa respiração por dez minutos. Pare e observe que ao terminar o exercício, sua vibração melhorou e a raiva se foi. Isso é autocontrole. Todos devem aprender a usar frequentemente essa técnica. A mansidão e a tranquilidade nos convêm e nos mantém atentos ao presente em que tudo acontece e em que podemos e devemos exercer o controle sobre nós mesmos. Para isso utilizamos disciplinadamente as técnicas ensinadas neste livro e aceleramos nosso desenvolvimento.

As leis morais são a bússola que nos guia para a direção certa onde estão nossos tesouros guardados. Todos os que conseguem desenvolver em si esses atributos, se tornam seres luminosos e, por conseguinte, navegam na direção do autodesenvolvimento. Como os semelhantes se atraem é certo que após o desencarne este ser será atraído para dimensões onde outros seres semelhantes habitam.

Viver de acordo com as leis morais é bom de qualquer maneira. Aqui ou além, sempre a consequência é fruto da causa, e sempre se colhe o que se planta. A justiça existe e nada fica escondido, cada pensamento, sentimento ou ação nossa fica registrada no éter com a nossa marca. Precisamos nos sublimar para tornar nossas frequências vibratórias melhores e mais puras.

Assim nos tornamos merecedores do que realmente queremos. Nossa felicidade real. A fidelidade a Deus, a nós mesmos e ao nosso próximo é fruto desse aprimoramento e por isso é a temática central deste livro.

CAPÍTULO 5

COMO SE MANTER FIEL?

Depois que a pessoa amadurece, aprende a verdade que ela realmente é um ser imortal que saiu puro de Deus, desceu às dimensões inferiores ou materiais e precisa voltar para casa por meio do aumento progressivo das frequências vibratórias ou evolução. Por que está aqui? Para pagar os débitos contraídos em encarnações passadas pelo aprendizado por intermédio do método das tentativas: o velho e bom Karma e também para aprender o que não sabe ou lembrar o que esqueceu. Enfim, o indivíduo chega à compreensão de que, para se livrar do sofrimento, nada mais é necessário do que uma didática utilizada pela vida para aqueles que não quiseram ou puderam aprender da maneira mais fácil... O amor, o respeito e a disciplina.

Quando chega o momento certo em que finalmente o cansaço deixa as ilusões opacas e vazias, olhamos para dentro de nós mesmos e desejamos sinceramente tornar-nos melhores. Quando esse momento chega, e ele sempre chega em algum momento da evolução, resolvemos enfim abdicar do velho eu resmungão, egoísta, ganancioso e irresponsável que fomos durante tanto tempo e por tantos motivos, isso pelo fato de desejarmos a satisfação imediata. A qualquer custo sem saber que o preço realmente seria cobrado. E tão duramente.

O velho eu cansado olha para o céu e humildemente pede ajuda a Deus. E nesse primeiro ato de humildade, ele começa o primeiro passo de um longo percurso que o fará despertar de seu longo sono de esquecimento. Lentamente redescobre dentro de si a chama trina. O poder, o amor e a sabedoria de Deus despertam em seu coração espiritual e com esse despertar ele se vê como uma centelha Divina e vê tudo o que existe no universo como parte de si mesmo e assim nasce enfim, a fidelidade real. A autoestima. As qualidades morais. A disciplina mental. O trabalho corretamente dirigido de maneira lenta e progressiva levará o filho de volta ao Pai. O completar do círculo. O fim da roda das encarnações. A transcendência. A libertação.

Exatamente nesse contexto tão abrangente, verdadeiro e profundo, o ser enfim entende que a fidelidade é o compromisso com a verdade de quem realmente somos: Humanidade. Essa unidade que tem um Propósito. Usamos muitas salas de aula no nosso aprendizado neste e em outros planetas, sistemas, dimensões. "A casa do meu Pai tem muitas moradas". O universo inteiro é a nossa casa. Nosso tempo é a eternidade. Somos indestrutíveis em essência. Não existe motivo real para tristeza ou para a dor. Tudo será transcendido com a compreensão da verdade.

Para se manter fiel é preciso que a relação conosco mesmo e com os outros seja baseada na verdade, no respeito e na troca. Dentro de uma vida podemos ter muitas relações amorosas; mas, para que a fidelidade realmente exista, o ser deve desenvolver dentro de si uma qualidade moral sem a qual a fidelidade não seria possível. Essa qualidade chama-se fortaleza ou força para resistir às tentações. O ser se compromete com seu próprio crescimento e dentro da sua mente e do seu coração ele decide obstinadamente que nada e ninguém tem o poder de desviá-lo de seu propósito: tornar-se senhor de si mesmo. Ter uma vontade soberana que não pode ser dobrada por nenhuma ilusão. A fidelidade é para os fortes que exercitaram sua vontade guiada pelo amor e pela sabedoria. Essa é a verdadeira fidelidade que juramos nos altares ao trocar alianças com a firme convicção de que aquele amor não mudará em nossos corações. Só que a verdade imutável da transformação faz com que, com o tempo, o que estava tão unido se afaste e dentro desse novo espaço, outros amores aconteçam, quebrando o voto de fidelidade antes feito com tanta devoção.

Para mudar isso, só por meio da firme decisão de se manter verdadeiro e forte. Toda a cumplicidade, quando realmente existe, ajuda os seres a treinarem o dar e receber. Então, a vida usa as relações amorosas para o treinamento do amor, da doação, da paciência, da abnegação, da concessão, da disciplina, da verdade na realidade cotidiana de cada um de nós.

Cada relação deve durar exatamente quanto ela pode trazer de crescimento e treinamento.

Para atrair um ser que já dominou a fidelidade dentro de si, você deverá fazer o mesmo em seu íntimo porque semelhante atrai semelhante. E o outro será um espelho refletindo você mesmo. O que você gosta e não gosta em si mesmo, estão refletidos nas relações que atrai em determinado momento da sua vida. Para atrair pessoas melhores temos que nos transformar em pessoas melhores. Simples assim.

CAPÍTULO 6

APRENDENDO A SE COMPROMETER

A palavra chave aqui é "importância". O compromisso verdadeiro é fruto da compreensão profunda do que realmente é prioritário em nossas vidas. Se você está dentro de uma relação afetiva que é importante para a sua felicidade, então, fará o que for preciso para mantê-la saudável. Você dará a devida atenção a seu cônjuge e estará presente de corpo, mente, alma e coração. Isso é estar comprometido. Assinar um papel ou fazer um juramento não garante a manutenção de nenhum relacionamento. Na verdade, o que garante realmente a manutenção de uma relação bem-sucedida é o foco. Os parceiros envolvidos devem ter lucidez para compreender quanto ganham dentro de uma relação estável e bem estruturada. Os sentimentos de amor verdadeiro, de carinho, de estabilidade, de segurança mesmo, já que, sendo fiéis e leais não correm o risco de contrair doenças sexualmente transmissíveis e nem de sofrer decepções decorrentes de traições, maus-tratos emocionais ou abandono em qualquer nível.

Ter alguém com quem compartilhar seu cotidiano, seu interior, sua essência é um elemento que muito contribui na construção da felicidade verdadeira de uma pessoa.

O que se perde em variedade ganha-se em profundidade, mas para que tudo isso possa de fato se tornar realidade é preciso primeiramente ter a disciplina necessária para perpetuar a fidelidade.

A união do casal se reflete diretamente na saúde emocional dos filhos, pois, vendo em seus pais um exemplo de relação bem-sucedida, fica mais fácil para essas crianças ter referências positivas, fé no amor e na construção de uma família.

Como a família é a célula da sociedade, é fácil constatar quanto esse aprendizado emocional é vital para se formar um sistema dentro das vidas das pessoas. Esse sistema deve suprir as necessidades mais íntimas para formar uma boa autoestima ajudando a aprender e a fortalecer dentro de si os valores morais que permeiam a reta conduta. Dessa maneira, terá o suporte necessário para firmar compromissos que satisfaçam a fome de amar e ser amado. Sendo respeitado e respeitando, a fidelidade funciona como agente de coesão para o fortalecimento de laços e vínculos emocionais verdadeiros e duradouros. O compromisso firmado então, é primeiramente consigo mesmo, de resgatar você mesmo e construir internamente os valores morais citados anteriormente, aqueles que são a base e as fundações de tudo o que é fundamental na construção da sua felicidade, do seu sucesso e da sua autorrealização.

Todos querem isso consciente ou inconscientemente, mas em nossas escolas, não existe ainda o direcionamento dentro da educação de como formar e manter uma autoestima saudável. Como desenvolver as qualidades que capacitam o indivíduo a garantir a construção de seu próprio futuro. Se dentro das famílias ou religiões também não se ensinam esses valores, as pessoas ficam perdidas como um barco sem bússola vagando em alto mar. Sem referências. Indo pela vida sem propósitos e sem saber como conseguir satisfazer suas necessidades mais primordiais.

Deve ficar claro que quando entrar em uma relação com a intenção de fazê-la durar, esse é um trabalho de vigilância permanente e constante. É preciso criar mecanismos de fortaleza para resistir às tentações que aparecem para desviar o curso da estabilidade conquistada. Assim como aprender a dizer sim para minha riqueza interna e não para o que ameaça essa relação formada e estruturada.

A infidelidade é certamente a maior causa de infelicidade na vida dos casais e isso ocorre não por acaso, mas porque não se ensinou às pessoas a importância de serem verdadeiras e íntegras consigo mesmas e com os demais. Esse aprendizado é o motivo principal deste livro existir, mas para se conseguir resultados palpáveis é preciso aplicar as técnicas ensinadas nos capítulos anteriores para que a mente subconsciente receba veementemente a ordem de redirecionar os valores e o comportamento das pessoas. A mente é moldável e os instrumentos que se usam são: o correto discernimento, a disciplina e o uso constante e permanente das afirmações certas. O homem é um ser neurolinguístico. A palavra repetida como uma ordem acaba por ser aceita e reformula o comportamento das pessoas. Se alguém não domina sua própria mente fica à mercê dos valores alheios. A repetição é a mãe que educa paulatinamente. A perseverança é a ferramenta que faz com que a dedicação se mantenha até a obtenção dos resultados. Você deve estabelecer suas prioridades na vida com muita clareza. Use sempre listas escritas em ordem do que você quer realizar na sua vida. Mantenha a fé. Acredite no poder que reside dentro de cada ser humano. Por estar dentro da condição humana, você tem esse poder potencial pronto para ser ativado quando quiser e souber as técnicas. Se este livro está sendo lido e compreendido é porque desejou aprender como construir a sua própria felicidade, porém, essa construção é um processo e terá de aplicar os ensinamentos para conseguir os seus próprios resultados.

As duas maiores forças ou poderes que o Homem tem ao seu dispor são o de pedir e de saber mandar. Pedir aos seres de luz a ajuda necessária para a construção desse novo ser e determinando a mandar em suas mentes, consciente e subconsciente redirecionando seus pensamentos para que todos eles se polarizem positivamente.

Muito já se escreveu sobre o poder do pensamento positivo e da fé, porém estava faltando justamente às pessoas saberem como fazer essa polarização acontecer. Tudo no amor é fé.

CAPÍTULO 7

TÉCNICA MENTAL PARA ATRAIR A PARCEIRA IDEAL

Essa técnica direciona sua própria mente para atrair um par ideal. Ela deve ser repetida por vinte e um dias consecutivos. Se houver falha de um único dia é preciso recomeçar. Não se deve gerar ansiedade com relação ao tempo em que a materialização se dará. Segundo o princípio da sincronicidade, tudo acontece no tempo e lugar certos. A inteligência Divina supervisiona a materialização das circunstâncias necessárias para que os encontros aconteçam no tempo devido.

Primeiramente é preciso fazer uma lista minuciosa das qualidades desejadas na pessoa atraída. Quanto mais completa essa lista for, melhor. Lembre-se de colocar detalhes de compatibilidade importantes de acordo com sua própria personalidade. A título de exemplo enumerei algumas qualidades importantes que devem constar na lista de todos, porém você tem a liberdade de criar uma lista específica que atenda às suas próprias necessidades pessoais.

LISTA DE QUALIDADES DO SER ATRAÍDO

Verdadeiro
Respeitador
Estruturado

Carinhoso
Dedicado
Bem-humorado
Compatível sexualmente
Atraente
Cúmplice
Inteligente
Eficiente
Que tenha ótima autoestima
Habilidade de ouvir e compreender
Bom senso
Cooperador
Criativo
Interessante
Harmonizado
Inspirado
Confiável
Lúcido
Que tenha beleza exterior e interior
Sensível
Que tenha estabilidade financeira
Sintonizado com seu próprio crescimento interior
Comunicativo
Dinâmico
Estudioso
Ambicioso
Capaz
Justo
Alegre
Que respeite sua individualidade
Amável.

Feita a sua lista e tendo-a em mãos, sente-se em uma poltrona ou cadeira confortável com os pés separados e as mãos pousadas confortavelmente sobre as coxas. Desligue o celular, tire o relógio e peça para não ser interrompido enquanto executa a visualização. Faça sete respirações profundas para se tranquilizar. Encha os pulmões com bastante força e prenda o ar durante alguns segundos e depois exale suavemente pelas narinas. Faça com tranquilidade e se concentre a cada uma das sete respirações. A seguir, feche seus olhos e visualize um cômodo com 3 metros de altura, de largura e de comprimento, como um cubo feito de cristal verde-esmeralda. Visualize uma cadeira branca e na parede oposta um palco ou tablado branco. A cadeira está posicionada exatamente no meio da parede e encostada nela de frente para o palco. Veja-se sentado na cadeira vestido com roupa branca. Do lado esquerdo do palco você aparece concomitantemente com as mesmas vestimentas e fica parado do seu lado (ou seja, você se verá ao mesmo tempo atuando e assistindo sua própria atuação). Do lado direito, surge uma aura azul como a chama de um fogão doméstico, contornando uma forma humanoide sem definições de traços.

É muito importante não visualizar ninguém conhecido, senão gerará um karma de manipulação e a pessoa terá de responder espiritualmente pelas consequências desse ato. Muita atenção a essa instrução! Esse ser que entrou se posiciona de frente para você no palco que vê os dois de lado da perspectiva da cadeira. Visualize o seu coração e o coração do ser que entrou.

Agora consulte cada item da lista de qualidades e visualize um círculo de energia cor-de-rosa na forma de um anel saindo do seu coração no sentido horário, passa pelo coração do ser a sua frente e volta para o seu coração enquanto você pensa com muita clareza: ele(a) é (cada uma das qualidades da lista). Para cada qualidade se forma um giro da energia na cor rosa-vibrante (a cor do amor). Quando terminar de visualizar todas as qualidades, veja os dois caminhando um para o outro e formando um só ser que se transforma em um sol laranja-vibrante que ilumina todo o palco. Em seguida você que está na cadeira assistindo, junta suas mãos em prece e diz três vezes: "Eu, humildemente, rogo ao Pai Divino e à espiritualidade de luz que este ser seja atraído e materializado na minha vida na 3ª dimensão e que nos apaixonemos e tenhamos permissão para sermos totalmente felizes e realizados juntos. Peço oficialmente aos "Senhores do karma" para encontrar e viver esse grande amor nesta encarnação por misericórdia".

Dito isso três vezes, dizer: "Está feito". A seguir, abra seus olhos físicos e anote em um papel o número do exercício de um a vinte e um para não perder-se na conta. Esse exercício deve ser feito com muita reverência porque ele aciona os mecanismos capazes de trazer para você uma pessoa exatamente como você pediu. Desse modo, terá de fazer sua parte no sentido de amar e respeitar essa pessoa para que ela permaneça na sua vida.

Depois dos vinte e um dias não repita mais a visualização. Apenas acredite que você reconhecerá a pessoa certa porque ela terá todos os itens da lista. E você verá do que a mente é capaz quando é corretamente direcionada.

Da mesma forma, poderá usar o poder da visualização criativa para atrair dinheiro, bens e realizações. Não há limites para o que você pode atrair na sua vida. Assim, aprenda a redirecionar suas energias num foco que traz os resultados pretendidos e verá que a criação do seu futuro sempre esteve na sua mente. Use esta técnica com sabedoria e discernimento e torne-se a pessoa que você sempre quis ser.

CAPÍTULO 8

RESPEITO E SEUS EFEITOS

A palavra respeito é a síntese de todo o desenvolvimento moral de um ser. Os níveis de abrangência que esse simples vocábulo atinge são incomensuráveis. E é absolutamente necessário que ao longo de nossa jornada evolutiva aprendamos a desenvolver o respeito por nós mesmos e por todos os seres em todos os níveis.

À medida que o amadurecimento do espírito chega e começamos a pensar nas consequências que cada ato, pensamento ou sentimento gera, iniciamos o processo de seleção minuciosa com relação ao que permitimos que entre e faça parte de nossas vidas. A maioria das pessoas age sem antes fazer um exame minucioso em relação ao desencadeamento das consequências geradas pelas suas próprias ações e, por isso, muitas vezes erra, pensando na satisfação imediata e não no bem-estar mais amplo que abrange todo o seu ser. A reflexão vem com a capacidade de discernimento. Fazer escolhas certas baseadas na decisão firme de ser útil a si mesmo e à sociedade se torna possível quando despertamos e percebemos que sempre esteve ao nosso alcance o poder de escolher e decidir tudo na nossa vida.

Existe uma triangulação vital que todo ser deve ter claro em sua compreensão: pensamentos geram sentimentos que geram comportamentos. Por isso Buda ensinou: pensamento reto, sentimento reto, ação reta.

Para ter controle sobre sua própria vida você precisa saber quais são os pensamentos e crenças que tem se permitido pensar porque justamente aí reside a causa de tudo o que sente e faz, esteja consciente disso ou não.

Um exercício simples que vai ajudar a analisar esse material é o seguinte: pegue um caderno e anote sem julgamento todos os pensamentos que tiver durante dez minutos. Pode parecer pouco tempo, mas a verdade é que o padrão de pensamentos se repete e, se você anotá-los poderá no final do exercício fazer uma separação razoável sobre quais são os pensamentos que estão ajudando a realizar suas metas e objetivos na vida e quais são os que estão atrapalhando e bloqueando suas realizações. Ponha "P" de positivo nos bons pensamentos e "N" de negativo nos maus pensamentos. Feito isso, você precisa reprogramar todos os pensamentos prejudiciais transformando-os em positivos. Vamos supor que pensou como é difícil às pessoas serem completamente felizes em suas vidas amorosas. Esse simples e aparentemente inofensivo pensamento, na verdade denota que você está determinando para si mesmo que essa possibilidade também existe; ou seja, colocou sua fé no negativo, na dificuldade e não na facilidade para encontrar e manter uma relação maravilhosa, satisfatória que traga muitos momentos da mais pura felicidade. Para modificar esse padrão mental você deve manipular as palavras de modo a criar uma nova crença tipo: "a partir de agora eu decido que para mim é perfeitamente possível e desejável viver uma relação afetiva conjugal plenamente satisfatória".

É preciso aprender a fazer essa alquimia mental constantemente, policiando e ficando sempre atento para o tipo de pensamento que é gerado a cada momento. Você pode dedicar dez minutos diários para fazer as anotações e vai perceber como o teor dos pensamentos vai mudando paulatinamente na medida em que decide passar a dirigi-los e como permite que sejam gerados e mantidos no seu corpo mental.

Existe muito sofrimento emocional gerado por pensamentos de autopiedade e ignorância com relação à possiblidade de escolher que tipo de crença eu permito que a minha mente tenha sobre cada assunto. A autopiedade gera pobreza e a autoestima gera sucesso. O que você quer ver manifestado em sua vida?

Os tipos de filme que você assiste, os tipos de livros que lê trazem mensagens. Pergunte a si mesmo: são mensagens positivas? Desperta o que há de melhor dentro de você?

Pense em um pedaço de terra fértil como uma metáfora para entender que você pode cultivar flores belas e perfumadas e árvores frutíferas que alimentarão sua fome e sede e embelezarão seu ambiente ou pode permitir que nessa terra cresça espinheiros, ervas daninhas ou ervas venenosas. A terra é a mesma nos dois casos. O que muda é a escolha sobre o que vai brotar no chão da nossa mente. O que nós semearmos, colheremos, e, embora a semeadura seja livre, a colheita é obrigatória. Assim acontece também com relação aos nossos atos. Somos livres para fazermos o que quisermos, mas no final teremos que arcar com todas as consequências desencadeadas por todos os nossos atos. Isso é a lei do karma, ação e reação, e é dessa forma que a vida nos ensina que apenas desenvolvendo o sentido da palavra respeito conosco próprios e com a humanidade em geral, passamos a ter a disciplina que permite que a consciência se desenvolva até um patamar no qual cada pensamento seja cultivado e cuidadosamente escolhido por nós para o nosso crescimento e também para o bem da coletividade.

Os sentimentos, por serem respostas imediatas aos pensamentos, só podem ser educados e dirigidos por meio da conexão correta com uma mente treinada e lúcida.

"Os sábios agem, os tolos reagem". Devemos prestar atenção aos nossos sentimentos para procurar quais são os pensamentos causadores daqueles estados emocionais. Precisamos modificar o teor para termos a transmutação dos sentimentos correspondentes. Essa é a chave. O corpo mental comanda o corpo emocional. A mente é moldável, então quem precisa fazer o diagnóstico de como estão os pensamentos negativos dentro da sua mente é você. É seu trabalho e também são seus os benefícios conquistados com essa transformação. Você deve se tornar o senhor da sua própria mente. Esse ponto é primordial e não há possibilidade de avanço significativo sem o desenvolvimento dessa disciplina.

Muitas doenças psicossomáticas, como o próprio nome diz, são causadas no corpo (soma) pela ação da mente (psico).

Precisamos nos curar. A humanidade está desenvolvendo o corpo mental e necessita urgentemente de ajuda para aprender a fazer essa mudança acontecer nos processos mentais.

A ação, que é, o desencadeamento dos sentimentos e dos pensamentos só pode ser mudada e dirigida com a decisão firme e resoluta de fazer de você e desse mundo uma constante transformação, na qual hoje me torno melhor do que fui ontem e amanhã me tornarei melhor do que sou hoje. Isso é evolução. Estamos todos aqui para aprender a fazer esse brilho aparecer depois da lapidação do diamante precioso que somos.

Olhe para você com ternura e carinho e diga para si mesmo: eu faço por mim agora o que mais ninguém pode fazer. Eu me torno uma pessoa melhor. Eu me disciplino, deixo a preguiça de lado. Aprendo. Aplico e aplaudo minhas vitórias. Torno-me capaz de tomar conta de mim. Torno-me eficaz para fazer a minha vida dar certo. Faço todas as mudanças necessárias. Mergulho dentro de mim corajosamente e crio uma intimidade e uma cumplicidade comigo mesmo. Dou o meu melhor no meu pior. Levanto, limpo a poeira e dou a volta por cima. Eu gravo as afirmações que estão neste livro. Eu as ouço todas as noites até que elas passem a fazer parte do meu ser. Faço isso para redirecionar todos os meus pensamentos positivamente e assim aprendo finalmente a me respeitar.

Ao escolher bem quem eu elejo para ser meu parceiro e amigo, meu amor, aquele que realmente gosta de mim, quer o meu bem e que age de acordo com isso, eu me torno seletivo com relação às músicas que ouço. O que dizem as letras? São positivas? São produtivas? São libertadoras? Deixam-me alegre e leve? Fazem-me celebrar a vida com dignidade de toda a grandeza que o meu ser merece? Como eu me visto? Com dignidade e asseio? Pense demoradamente sobre todas essas perguntas porque elas são muitos importantes na sua autoavaliação. Como se você estivesse se vendo refletido em um espelho. Precisa saber exatamente onde está e aonde quer chegar para traçar um plano efetivo do que precisa modificar em si mesmo e nas suas escolhas diárias para alcançar seus objetivos.

Os efeitos do respeito são exatamente esses: você aprende a se manter fiel a si mesmo, aos outros e aos seus princípios. Aprende também a gerar o foco continuamente porque sua mente passa a trabalhar a seu favor e não contra você. Em um nível muito mais amplo aprende que quando todos ganham ninguém perde; e que na verdade só foi permitido que você errasse para aprender a não errar mais; que uma doença qualquer só pode ser erradicada quando você descobre sua real causa, se eliminar a causa, os efeitos desaparecem.

Então, precisamos nos respeitar no sentido de selecionar para a nossa vida aquilo que realmente nos faz bem, que nos faz crescer, melhorar e nos tornar o que fomos destinados a ser: completos e soberanos. Construtores de nossos próprios destinos. Desbravadores de nossas próprias mentes. Criadores de nossa paz profunda e permanente. Uma consciência limpa e harmoniosa e a purificação da mente; esse é um desafio que todos nós precisamos superar com exercícios diários no aprendizado permanente do significado real e profundo do respeito dentro de nossas vidas.

CAPÍTULO 9

O QUE SE GANHA SENDO FIEL?

A primeira coisa que se ganha sendo fiel é o autorrespeito, por conseguir manter a fortaleza em meio às tentações e não se afastar de seu propósito de manter acesa a chama do amor verdadeiro que implica no comprometimento com a manutenção da própria felicidade conquistada.

O aprofundamento de uma relação acontece tendo como base a confiança que é fruto da capacidade conquistada de manter o foco naquilo que realmente é significativo e imprescindível para que assim o relacionamento conquistado e bem-estruturado se mantenha coeso por meio dessa decisão firme e resoluta de não se desviar do comportamento correto que mantém as relações saudáveis.

Se desejamos que as pessoas nos tratem com respeito temos que retribuir da mesma forma, para plantarmos as sementes dos frutos que colheremos. A disciplina para manter esse comportamento depende do amadurecimento do ser perante a vida e o que se quer da vida. Como um espelho, você sempre terá de volta o que projetar. Essa é a estratégia que a vida utiliza para que o ser perceba como ele próprio se sente de acordo com a maneira como é tratado para fazer uma autoavaliação e mudar seu comportamento e corrigir suas falhas de conduta, seus modos e seus valores. Por isso existe o sofrimento, a dor e as doenças. Só quando se sente desconfortável é que a crise se torna capaz de gerar as mudanças que visam o autodesenvolvimento. A preguiça, que não por acaso, é uma das maiores inimigas do desenvolvimento, tende a mantê-lo na zona de conforto por ser muito mais fácil continuar com o mesmo comportamento do que realizar a reforma íntima que obriga a troca de posturas, de crenças, de valores e de ações.

Neste livro, explico claramente para que todos entendam que não é possível fazer o mal e não sofrer as consequências de suas ações. Aqueles que agem enganando, maltratando, extorquindo, usando as pessoas, criticando, maldizendo, difamando, coagindo, sofrerão em sua própria pele, nesta vida ou em vidas futuras, as amargas consequências da violação dos princípios morais de caridade, amor e respeito.

A humanidade precisa imediatamente despertar de seu sono e superar o esquecimento que a impede de se lembrar quem realmente é e o que veio fazer neste planeta azul conhecido em todo o universo como Gaya. Esse planeta é como uma escola onde cada vida é como a série escolar, e a nossa formação depende única e exclusivamente de aprender aqui para seguir nosso desenvolvimento em outros orbes pelo universo sem fim, até voltarmos para o ponto de onde saímos íntegros e imaculados; Deus. Só podemos voltar para Ele da mesma forma que saímos Dele. Nosso processo de evolução comporta o desenvolvimento de nossas capacidades psíquicas, educação emocional e agir de acordo com as leis que regem o equilíbrio universal. Somos as delicadas engrenagens de uma máquina perfeita. Todas as pequenas peças precisam funcionar bem para que toda a engrenagem funcione. Todos são igualmente importantes, não importando o estágio que estejam atravessando na escala evolutiva, os que têm mais discernimento precisam iluminar e guiar os irmãos mais atrasados. Nisso consiste a caridade. A generosidade é fruto do amor incondicional que é o combustível que alimenta o desenvolvimento de todos os seres nesse enorme universo. A moeda do espírito chama-se serviço. E não importa se é grande ou pequeno, todo ser só pode continuar seu autodesenvolvimento prestando algum tipo de ajuda para seus semelhantes. É dando que se recebe. Quanto mais um ser ama, mais ele dá. Porque sabe que essa e a única maneira de continuar seu próprio desenvolvimento.

Então, voltando às relações afetivas, o que se ganha sendo fiel é muito mais abrangente do que parece à primeira vista.

A maioria das pessoas vive na ilusão de que pode enganar alguém e de que isso não tem importância. Isso acarreta uma vida de relações falsas e vazias, em que a mentira, o engodo e a superficialidade levam essas pessoas de uma relação à outra sem conseguir estabelecer laços e vínculos concretos e representativos por medo de se entregar e sofrer. Por egoísmo e para manter o orgulho frente às adversidades que ocorrem no decorrer de qualquer relacionamento, o ceder, o conceder parece para elas sinal de fraqueza, então, levantam o nariz, vestem uma capa e fingem que estão satisfeitas com o caminhar de suas vidas amorosas. Elas não conseguem perceber que para ter uma relação significativa é preciso ser verdadeiro, íntegro, forte, humilde e vigilante.

É necessário aprender a fazer concessões. Nem sempre a vontade de um é como a do outro. O que vale é o bom senso, colocar-se no lugar do outro na hora de fazer uma avaliação. A manutenção da atenção de qualidade, do carinho, do aconchego e da aceitação de que uma relação pode crescer e se desenvolver na medida exata em que as pessoas se dediquem a elas. A palavra dedicação é muito importante porque é a chave para conseguir e manter acesa a chama do interesse.

A dedicação concentra a sua atenção e o torna mais forte a cada dia. Se você se empenha em fazer sua relação afetiva dar certo, dá a devida atenção aos pequenos detalhes cotidianos. De pequenas gentilezas e considerações se constroem fortes e belas relações. Não temos como controlar o comportamento e a mente dos outros, mas podemos fazer a nossa parte tendo e tratando com respeito e apreço as pessoas que passam pelo nosso caminho. Todas elas são usadas pela vida para que aprendamos as lições de que precisamos. Devemos ter gratidão verdadeira por todos os seres que já encontramos em nossa jornada. Todos foram muito importantes porque nos ajudaram a chegar onde estamos. Desse modo, os que chegam no nosso caminho são cuidadosamente escolhidos para ser instrutores, todos ajudam no permanente aprimoramento. Uma relação pode durar um dia, uma semana, um mês, uma década. Pode durar a vida inteira, mas o que importa é como ela impulsiona o nosso crescimento. Cada relação que vivemos revela quanto ainda precisamos nos modificar para nos tornar capazes de viver um grande amor. Um grande amor só e possível, quando nos tornamos merecedores de vivê-lo. Quando aprendemos a ser dignos desse grande tesouro que queremos.

É isso o que se ganha quando se é fiel. O direito de viver um amor de verdade no qual você pode abrir o seu coração sem medo de ser machucado, aquele amor que pode treinar sua união com Deus na união com o outro. É algo extremamente sagrado e justamente por isso todos os seres consciente ou inconscientemente procuram desesperadamente em suas vidas.

Primeiro precisam aprender a amar a si mesmos para se considerar dignos de receber essa grande graça que é o amor verdadeiro de outro ser. O amor é entrega. O amor é dádiva bendita que ilumina o coração e a vida. O amor é o maior de todos os remédios. É a maior necessidade de todos os seres. Nós somos filhos do amor de Deus. Ele nos sustenta e nos guia em meio às adversidades. Nós estamos aprendendo a nos transformar em seres amorosos que têm mais a dar do que a receber. Estamos saindo de nossos egos, do egoísmo para nos aproximar cada vez mais do próximo. Cada relação amorosa é um treinamento. Devemos sempre lembrar de que tudo pode ser aprendido. Podemos e devemos aprender a amar verdadeiramente, esse é o nosso propósito neste planeta. Aqui assimilamos como lidar com nossas emoções e com nossa razão. Aqui aprendemos com as relações, com os filmes, com as músicas, com a natureza, com os livros, com a vida.

Estamos nesse permanente aprendizado e somos capazes de nos tornar eficientes nessa arte. Vale a pena todo o empenho. Nossas conquistas são frutos de uma disciplina constante, da capacidade de desenvolver o discernimento necessário para fazer as escolhas certas a cada momento. O que se ganha sendo fiel é a posse de sua própria capacidade de se amar, de se melhorar e de se relacionar com os outros com verdade e respeito. Assim o que se ganha sendo fiel é qualidade de vida, de relacionamentos e o merecimento para continuar recebendo tudo aquilo que desejamos e precisamos na vida: o amor.

CAPÍTULO 10

OS RELACIONAMENTOS E A INFIDELIDADE

Quando um ser age de maneira traiçoeira está demostrando com essa atitude que ainda é absolutamente incapaz de perceber que tudo o que faz de maneira errada e contra as leis se voltará contra si. Além de ser um ato de extrema falta de respeito com o outro é a prova de que está totalmente distante da compreensão que a infidelidade é a maior causadora da infelicidade a longo prazo.

O ser infiel age pensando apenas na satisfação imediata, é hedonista. O prazer é sua única meta. As consequências não importam para ele, porque desconhece ou negligencia completamente a lei do karma, lei do respeito e amor a si mesmo e ao próximo. O indivíduo infiel é um ser fraco que precisa acumular conquistas para enaltecer seu ego. Quanto mais ele ganha em quantidade, mais perde em profundidade. Só pode atrair para sua própria vida prazeres efêmeros e mundanos e por fim, mesmo esses, vão perdendo o gosto e o brilho com o tempo. E o que resta para ele no fim é uma lista infindável de compromissos que terão de ser resolvidos porque existe realmente neste universo a palavra justiça e não se podem burlar as leis sem sofrer as consequências.

Na atualidade, a maioria das pessoas nem sequer sente remorso por esse tipo de atitude. Como crianças, brincam com os sentimentos das outras pessoas sem saber que estão fadadas à obrigação de colocar de novo em ordem tudo o que usaram mal. Por causa da infidelidade muitas famílias se dissolvem, muitos filhos sofrem e muitas pessoas ficam desacreditadas no amor. Muitos se fecham e escolhem nunca mais confiar em alguém e outros chegam mesmo a não querer mais ter relacionamentos afetivos por medo da traição e da dor. Os corações sofrem de mágoas indizíveis e as lágrimas derramadas em silêncio selam decisões perturbadoras com relação à incapacidade de voltar a amar novamente. As pessoas traídas ficam amarguradas, com baixa autoestima, achando que a causa da traição está nelas, quando na verdade é sempre aquele que trai a parte responsável pelas consequências de seus atos. O traidor, será no futuro traído pelo ser que ele menos desejava e sentindo a dor amarga, acaba por compreender quanto esse proceder pode ferir e quão profunda é a mágoa pela falta de consideração.

Muitos jovens hoje em dia decidem pelas relações abertas em que cada um pode ter o número de parceiros que quiser sem causar constrangimento ao outro. Essa é a atitude mais perigosa para a família e para os relacionamentos porque a coesão deixa de existir, os laços ficam frouxos e a possibilidade de contrair e transmitir doenças sexualmente transmissíveis aumenta enormemente. Com esse comportamento o homem retrocede ao nível dos animais. Fica brutalizado, insensível e incapaz de sentir o que está perdendo com a incapacidade de amar verdadeiramente alguém.

A família, enquanto instituição básica de qualquer sociedade, é usada para ajudar as almas reencarnantes a aprender os valores morais necessários à sua evolução e para que isso possa acontecer, precisa de pais capazes de ensinar e dar exemplo desses valores. Por isso é imprescindível o resgate da fidelidade, do respeito, do amor e do lar. Deve-se ter em mente a responsabilidade de cada um nesse contexto, porque se o caos se estabelecer nas relações amorosas, as consequências serão: a violência, a indiferença, a dor, os vícios e a perdição da condição de dignidade que cada um deve lutar para conquistar. O seu comportamento individual reflete na sociedade porque todos estão secretamente interligados. Como cada célula faz parte de todo o corpo.

É preciso ter lucidez para mudar esse comportamento inconsequente ou todos acabarão por pagar um preço muito caro que é a descrença generalizada nas relações humanas verdadeiras e profundas das quais todos nós precisamos viver para crescer em nossa capacidade de amar e acreditar. De doar e se comprometer.

Atualmente cada vez mais pessoas moram sozinhas. Essa escolha já demostra quanto está crescendo a descrença nas relações amorosas. Este livro pretende reverter essa situação. Você que está lendo pode ajudar quando conversa com as pessoas sobre esse tema. Ajude a resgatar a fé no amor, nas relações, na família, na felicidade, no proceder correto, na evolução. Cada um que se resgata serve de exemplo para outros que estavam desacreditados.

A base de todas as relações é a fidelidade e a confiança. Esta é a única maneira de mudar o comportamento da humanidade, esclarecendo o que ela está fazendo consigo mesma e reverter esse processo.

Todo o trabalho começa com a conscientização da importância da mudança. Aplicando as técnicas de afirmações positivas pode-se afetar o subconsciente das pessoas para mudar comportamentos e posturas.

O destino dos infiéis é a infelicidade causada pela incapacidade de manter e, às vezes até de formar, relações significativas. Já foi descoberto que a maior causa de felicidade na vida de alguém é ter uma relação amorosa conjugal satisfatória e isso só e possível quando a fidelidade e a verdade, além da compreensão e consideração, permeiam essa relação. O sutil equilíbrio precisa ser mantido diariamente para alimentar a necessidade afetiva dos seres.

No âmbito das amizades e das relações de trabalho, a fidelidade é o que mantém a confiança necessária para que essas relações floresçam e se fortifiquem.

Estão todos cansados de tanta crítica, de tanta maldade, de tanto egoísmo e cinismo.

Nós precisamos urgentemente de relações verdadeiras. Necessitamos de mais amor próprio e aceitar como somos para poder mudar. Precisamos nos ouvir mais. Olhar para a natureza e aprender com ela. A interdependência e o sutil equilíbrio precisam ser percebidos pelos seres para que se aprenda individual e coletivamente quais são os comportamentos geradores de felicidade e cumplicidade.

As drogas estão se disseminando porque as pessoas tentam fugir de suas próprias realidades por não suportar a solidão, o vazio e a infelicidade em suas vidas. Essa é a razão verdadeira que leva todo tipo de pessoa para o mundo de diversos tipos de droga. Pessoas felizes e realizadas não se drogam. Não precisam fugir de suas realidades. Elas vivem na realidade que construíram para si mesmas. Elas aprenderam a ter domínio próprio e fazer escolhas certas na vida, dão a devida importância para todas as esferas: física, emocional, mental e espiritual. São seres que aprenderam que apenas a integridade pode manter suas vidas em equilíbrio. Como um surfista em cima da prancha, estão atentas para não cair em tentação. Elas se mantêm no comando de suas próprias mentes e sabem quem são, o que estão fazendo aqui e para onde estão indo.

A felicidade é uma conquista, uma decisão e uma postura. Pode e deve ser aprendida. Da mesma forma que a fidelidade é a base da felicidade; a infidelidade e a base da infelicidade. Reflitam por bastante tempo sobre isso na hora de agir. Pensem nas consequências e façam isso demoradamente. Não ajam por impulso e não se iludam com as aparências. Não se vendam pelos prazeres. Tornem-se eficientes em fazer sua vida melhorar. Vocês merecem ser felizes. Vocês têm essa escolha. A cada momento e em cada situação e relação. Sempre se pode decidir pela mudança.

CAPÍTULO 11

DESTRUINDO PARA RECONSTRUIR

O compromisso antes de ser com o outro é com seu próprio propósito de vida.

Se você pretende ter saúde física, emocional, mental e espiritual, deseja construir a sua própria felicidade pessoal, o seu equilíbrio, a sua harmonia, o seu sucesso e a autorrealização, precisa aprender a aplicar todos os exercícios ensinados neste livro. Eles são eficientes e ajudarão você a se dirigir de onde está para aonde quer ir. A mente treinada é redirecionada e faz o mesmo com os sentimentos e com as ações, isso naturalmente se reflete na natureza e na qualidade dos relacionamentos.

O seu compromisso é fazer a sua vida melhorar por meio de esforços dirigidos e constantes no sentido de tirar de sua mente crenças errôneas e medos arraigados e colocar em seu lugar ordens, de modo a ter ajuda plena de sua mente subconsciente onde está o poder de gerar saúde, riqueza, felicidade e equilíbrio. Esse é o caminho do autodesenvolvimento. Primeiro, se constrói uma boa autoestima, depois, se reprograma a mente subconsciente, após isso, os valores morais vãos lentamente sendo respeitados e interiorizados. O autoconhecimento leva a autotransformação e você toma em suas próprias mãos a tarefa de se transformar na pessoa que sempre quis ser. Alguém capaz de traçar e realizar o seu próprio destino de acordo com seu discernimento e determinação. Essa é a deliberação de uma vontade treinada, dirigida e disciplinada.

Todo ser, em dado momento de sua evolução, precisa decidir tomar posse de seu próprio poder pessoal. É apenas uma questão de despertar da ignorância e de evitar a preguiça que é junto com o egoísmo e o orgulho, os maiores inimigos do Homem. A esses se somam também, a ira, a vaidade, a gula, a ganância, a intolerância e a rebeldia.

Todo discípulo precisa desenvolver duas qualidades essenciais sem as quais não pode ter a orientação direta de um mestre, são elas: obediência e disciplina. Um mestre aponta o caminho, mas é o discípulo que precisa percorrê-lo. Se a verdade é mostrada e reconhecida, ela por si só é capaz de libertar o Homem de tudo que o aprisiona e o limita.

Se ele reconhece a possibilidade de crescimento e decide dirigir todos os seus esforços no sentido de obter os resultados desejados, então, está pronto para se comprometer com suas próprias metas e objetivos de vida. O compromisso é sempre manter o foco no que traz os verdadeiros resultados. A aplicação correta dos ensinamentos leva à maestria da mesma maneira como os exercícios físicos fortalecem os músculos. Não existe progresso sem dedicação e determinação. A persistência é a qualidade que nos permite tentar até conseguir, todos devemos cultivá-la em nosso íntimo. A paciência traz a tranquilidade da alma que leva à correta concentração. O esforço deve ser na medida exata e a atenção precisa estar sempre dirigida para o que é certo fazer.

O cenário da civilização mostra claramente os resultados da ganância, do egoísmo e do isolamento da consciência com relação aos valores do espírito. A corrupção, a sexualidade deturpada, a solidão e a desesperança estão amargurando a vida das pessoas. É desejo do meu coração que todos se libertem dessa condição. É preciso despertar a coragem de se comprometer consigo mesmo e com a humanidade para mudar esse cenário. Essas pessoas comprometidas com sua evolução, com o restabelecimento da ética e da moral prontamente aproveitarão as lições para criar novos códigos de conduta em suas próprias vidas.

Não se pode negligenciar o trabalho mais importante que cada ser veio fazer aqui: se conhecer e se tornar melhor do que era antes. Ceder seus dons e talentos para se autorrealizar e ajudar a humanidade a se desenvolver. Todos os esforços voltados para esse fim são importantíssimos para todos. O que escolhemos em um dado momento, se reflete em escolhas secundárias originadas da escolha inicial. Por isso, devemos ser consequentes com relação às nossas decisões por mais corriqueiras que pareçam. Se você se habitua a raciocinar antes de agir, evita tomar decisões originadas em emoções negativas. É muito comum as pessoas agirem impulsivamente e, depois, se arrependerem amargamente por não terem pensado e se acalmado antes de ter certas atitudes ou dizerem palavras duras que geram tanta mágoa e desentendimentos. Às vezes, retroceder quer dizer avançar. Ter a coragem de pedir desculpas e se retratar pode salvar e curar muitas relações e situações feridas.

Estamos aprendendo a ser cada vez melhores. Estamos em processo de treinamento. Devemos ser pacientes conosco para termos sempre a oportunidade de recomeçar. Isso também tem a ver com humildade. Se eu reconheço que errei, peço perdão e procuro não repetir mais o mesmo erro. Assim, todos crescem e se desenvolvem, com paciência, humildade e perseverança avançamos sempre. Sendo responsáveis e reflexivos.

Se cada um melhorar individualmente, isso se refletirá na humanidade como um todo nos anos vindouros. Esteja intimamente preparado e colabore projetando mentalmente pensamentos positivos e pedidos sinceros de ajuda à espiritualidade para que tudo ocorra da maneira mais suave possível.

A espiritualidade só pode interferir nos acontecimentos com pedido expresso e específico por meio de orações sinceras e repetidas. O poder da oração é tão grande que pode reverter o destino de homens e da humanidade. A reverência é mais importante que a escolha das palavras. Ore com a alma. Peça encarecidamente que os seres superiores ajudem a sua evolução. Peça iluminação, orientação e ajuda. Peça muito a Deus para que permita que seus anjos de luz estejam sempre dando bons conselhos e que você seja sábio ao tomar suas decisões diárias. Peça ainda proteção ao Arcanjo Miguel. O pedido sempre é atendido, quer você perceba ou não porque existe uma lei espiritual, segundo a qual um ser de luz só pode interferir na vida de alguém quando há um pedido expresso para isso. Por isso Cristo disse: "Pedi e ser-vos-á dado. Buscai e achareis. Batei e abrir-se-vos-á" [Mateus 7:7].

Não importa quem você seja ou qual religião tenha. Só existe um Deus, Ele ouve suas orações e manda seus emissários para ajudar, quando há uma solicitação expressa nesse sentido.

Dois dos maiores poderes são então, o de mandar e comandar nossas próprias mentes conscientes e subconscientes e o de pedir auxílio aos seres superiores que podem nos ajudar de muitas maneiras em nossas jornadas evolutivas.

Autoridade e humildade são necessárias, uma para comandar e outra para pedir. Essas são armas importantes na destruição do velho eu e na construção do ser integrado no qual os pensamentos positivos e bem dirigidos originam sentimentos nobres que levam às ações que trazem os resultados desejados.

CAPÍTULO 12

APRENDENDO A AMAR

O amor é o sentimento mais puro e forte que podemos e devemos ter permanentemente em nossas almas e nossos corações. Ele deve ser o nosso guia, junto com o poder e a sabedoria que constituem o que se chama de chama trina ou os atributos de Deus refletidos em nós.

Apenas com o fortalecimento de uma vontade inabalável e bem dirigida; com sentimentos de amor incondicional e com sabedoria plena, a correta aplicação de tudo aquilo que aprendemos, podemos nos libertar da escravidão de nossos próprios egos.

As variadas formas de amor vão nos preparando paulatinamente para conseguir desenvolver o amor puro e desinteressado, semelhante àquele que Deus sente por todas as suas criaturas.

O amor de pais por filhos, de filhos por pais, de amigos, de irmãos, o amor romântico, o amor devocional, o amor pelos nossos animais de estimação são todos treinamento para desenvolver cada vez mais nossa capacidade de doação. O amor é doação. Quando você é capaz de partilhar de verdade com outro ser, procurando o que há de melhor em si mesmo para doar ao outro, está em uma relação de amor. Ele é tão abrangente e poderoso que é capaz de gerar a própria vida.

Quando nos lembramos de que temos dentro de nós a capacidade de evoluirmos até Deus e que somos parte Dele, assim também acontece com todos os seres viventes, percebemos que lidar com os outros pode ser uma experiência muito profunda e sagrada.

Ao lidar com todos os seres devemos tratá-los com a mesma consideração, respeito, gentileza, verdade e amor com que nós mesmos desejamos ser tratados.

Dentro das relações afetivas conjugais, deve se partir dessa mesma premissa. Precisamos ser fiéis e nos manter assim em cada relação que tivermos. *Namastê* significa: Deus em mim, saúda Deus em você. Se lembramos disso, tratamos o nosso próximo com a devida reverência. E construímos dessa forma, relações sólidas que nos trarão felicidade e alegrias. Nos sentiremos valorizados e reconhecidos porque esses sentimentos nobres constroem as raízes que permitem a formação das famílias e dos valores reais que devem ser cultivados dentro de nós para que nossas vidas sejam repletas de significado.

A coerência está exatamente aqui. Se quero construir minha própria felicidade preciso agir com retidão porque só o que é verdadeiro se mantém.

Manter uma relação bem-sucedida exige atenção constante, vigilância e foco. É a sua própria felicidade que você está defendendo. Seja eficiente, não caia nas tentações e não se disperse com ilusões que podem enganar. O amor exige fidelidade para se manter e se fortalecer, senão, tudo se dissolverá. Aprender a ser fiel e aprender a amar andam de mãos juntas no jardim da vida.

Tudo pode ser aprendido. Não importa como você se portou no passado. Com esse conhecimento você adquire a lucidez necessária para reconhecer que a construção da sua própria felicidade passa pelo aprendizado do amor e da fidelidade, além dos outros valores citados nos capítulos precedentes.

E como foi dito anteriormente, a chave está na repetição das palavras certas até que sua mente subconsciente fique totalmente reprogramada. Você pode ler em voz alta vinte e uma vezes consecutivas esse texto todos os dias diante do espelho com convicção e sentimento. Com toda sua concentração, decisão, autoridade e tranquilidade:

"Hoje eu me reconstruo.

Decido fazer a minha vida dar certo.

Trago em mim, um mar de possibilidades infinitas.

Posso me transformar no que eu quiser ser.

Hoje eu me recrio e me educo para ser fiel dentro da minha relação amorosa, para ser fiel a mim mesmo, aos meus propósitos de evolução e a Deus.

Eu desenvolvo em mim a fortaleza para me manter firme em todas as situações.

Eu aprendo a amar verdadeiramente como sou amado por Deus.

Eu concedo a mim mesmo, a permissão de transformar em mim e na minha vida tudo o que precisa ser transformado.

Hoje eu me torno totalmente eficiente em tomar as decisões certas que me conduzem à realização de todas as minhas metas.

Hoje me torno sábio, amoroso e de vontade inquebrantável.

Hoje me torno o que sempre quis ser: feliz, próspero, bem-sucedido e realizado em todos os setores da minha vida.

Hoje eu me aprovo.

Hoje eu me apoio.

Eu cresço e me liberto.

Hoje eu me torno sagrado para mim mesmo.

Sou meu melhor amigo.

Sou positivo.

Tenho fé.

Tenho poder.

Hoje eu unifico todas as minhas forças para me transformar na melhor pessoa que eu puder ser.

Essa é a minha decisão.

Agirei agora.

Que assim seja."

Quanto mais você repetir essas palavras, mais rapidamente ocorrerá a mudança. Essa é a sua semeadura e com o tempo virá a colheita.

Saiba que da mesma forma que este texto age na sua vida, age na vida dos outros, e como seres neurolinguísticos, o poder do Verbo se mostra em todo o seu esplendor: o poder de causar as transformações necessárias à evolução.

O amor tem esse poder. Ao desenvolver seu amor próprio, você se torna capaz de amar o próximo e essa é uma reação em cadeia. Devemos desenvolver o que há de melhor dentro de nós. Devemos alimentar nossa fome de afeto compartilhado. Aquele que agiganta a nossa percepção nesse universo de trocas incessantes. Qualidade é o que queremos em nossas vidas, o que é bom faz bem em todos os sentidos e por todo o tempo.

Temos que aprender a fazer avaliações corretas e usar nossa intuição para reconhecer o que é o melhor para nós. Com isso, usamos nossa inteligência para conquistar a sabedoria. Temos que dar amor de qualidade para receber o mesmo e confiar que podemos desenvolver nossas capacidades latentes.

Deus nos fez à sua imagem e semelhança. Nosso destino é a perfeição. O amor nos conduzirá até a nossa meta.

Não existe limite para o que podemos nos tornar. Somos ilimitados como Deus. Só precisamos nos lembrar disso.

Onde o amor e a luz tocam, todas as trevas se dissolvem. O amor dá a luz, verdade e informação verdadeiras. Por isso Cristo disse: "E conhecereis a verdade, e a verdade vos libertará" [João 8:32].

Agora que sabemos como fazer, só precisamos nos disciplinar para manter o firme propósito de nos exercitar diariamente. Educar os pensamentos, tirando todos os medos, dúvidas, e negatividades que são os nossos verdadeiros entraves e inimigos. Só nós mesmos podemos expurgar todo mal de dentro de nós para que a luz da bondade possa entrar e fincar bases sólidas onde construiremos nossos próprios altares de consagração.

Esse é o caminho. O caminho do verbo. O caminho das palavras positivas. No presente. Como flechas vivas que vão diretamente ao alvo. É assim que nos transformamos "no pão sagrado do banquete divino", como bem disse Khalil Gibran em seu inspirado livro *O Profeta*. Aconselho a todos que leiam e reflitam bastante sobre as verdades desse maravilhoso livro. Uma parte dele fala sobre o amor da maneira mais inspirada que já li: "O amor, se vos achar dignos, determinará ele próprio o vosso curso".

Aprender a amar é uma tarefa diária. Requer pequenas gentilezas e muita dedicação.

Treine com cada ser que encontrar no seu caminho.

Todos são seus instrutores.

Torne-se eficiente na capacidade de amar.

Tenha coragem de estar inteiro dentro de cada relação que tiver.

O amor é o fermento que faz tudo crescer.

Eu. Você. Os universos.

O amor é o que nos mantém por toda a eternidade nesse universo infinito de Deus.

Aprenda a amar amando.

Quanto mais se dá mais se tem.

Seja generoso.

CAPÍTULO 13

APRENDENDO A MANTER A CHAMA ACESA

O interesse dentro de uma relação amorosa existe enquanto nos sentimos alimentados afetivamente pelo que o outro proporciona e desperta em nós. Esse interesse deve ser recíproco. Os dois devem igualmente zelar continuamente pela relação como um todo.

A intimidade deve ser conquistada num nível profundo para que os dois sintam total confiança para compartilhar seus universos íntimos um com o outro. A essência de um ser humano se mostra, quando existe na relação, uma intimidade real. Quando você pode ser exatamente o que é, dizer a verdade total sobre tudo o que pensa, sente e faz e sabe que o outro aceita sem julgamentos, a integralidade do seu ser. Com todas as qualidades e defeitos e as complexidades e originalidades. O outro consegue respeitar você no seu estágio com a percepção plena de que os dois estão em constante mutação, assim como a relação.

A dinâmica dessa interatividade é o que faz com que cada relação num dado momento seja única. Aí reside todo o seu encanto e magia.

Quando alguém permite que você compartilhe de seu interior, está lhe dando a maior prova de confiança que existe neste planeta. Todas as fragilidades, carências e pontos fracos ficam expostos e assim, vendo a luz e as sombras, as verdades e a ignorância, as veredas, os gostos e preferências nos deparamos com o nosso também intrincado universo interior. A isso tudo se somam as expectativas, crenças, valores e conceitos interiorizados dentro de cada um. Aliadas às forças que permanentemente nos influenciam e tocam, temos um vislumbre tênue da experiência extraordinária que é a relação do amor conjugal. A proximidade constante e a interação sexual vão gerando elos que se tornam cada vez mais fortes quando os dois estão verdadeiramente comprometidos em fazer a relação ser bem-sucedida. É um dos maiores desafios e bem-aventuranças que podemos encontrar em nossos caminhos. As afinidades energéticas são a liga, a química que desencadeia esse bem-estar gerado pela simples presença do outro a seu lado.

A sexualidade expressa com sentimentos permite que os dois se satisfaçam em tal nível que se tornam um e a unificação, o êxtase é um treinamento para nossa reunificação em Deus.

Para manter a chama do amor permanentemente acesa é necessário desenvolver em seu próprio coração a devoção e a cumplicidade reais. Ver o outro como o ser sagrado que ele é, o qual tem a confiança e a generosidade de se compartilhar com você.

Para viver uma relação assim, é preciso ter maturidade emocional, mental e espiritual. É algo conquistado pouco a pouco conforme nos elevamos na escala evolutiva.

Essas são as relações mais ricas. As que trazem um crescimento e desenvolvimento tão grande que ficam eternamente gravadas em uma parte de nossa mente. São essas relações que expandem infinitamente nossa capacidade de amar.

Procuramos relações assim, mas para encontrá-las primeiro temos que realizar dentro de nós todas as reformas íntimas. É importante aprender sobre aceitação e integridade e como ter merecimento e dignidade. São essas qualidades juntas que mantém a chama acesa. São uniões de corpo, mente alma e coração com aspecto de sagradas. Nós as encontramos quando estamos realmente preparados para elas.

O exercício que ensinei como atrair o par ideal no capítulo 7, fará com que esse tipo de relação aconteça na sua vida. Por isso, antes de aplicar a técnica, trabalhe muito bem sua autoestima e o desenvolvimento dos valores morais, porque não adianta fazer a pessoa chegar até você, se não estiver pronto para ter o comportamento necessário para mantê-la.

Lembre-se sempre que a relação é uma troca. Uma via de mão dupla. Você precisa estar preparado para a entrega. Seria muito frustrante encontrar a pessoa que você sempre quis e perdê-la por inabilidade de mantê-la. Portanto, muita atenção a esse conselho. Não seja ansioso, pois tudo deve vir no tempo certo:

"O que é meu vem a mim no tempo certo".

Agora discorreremos a respeito da importância dos pequenos atos de gentileza.

Eles são essenciais como prova constante de consideração pela pessoa amada. Descobrir os gostos e preferências do outro e se esforçar para agradá-lo diariamente. Os passeios, os filmes, as músicas, as comidas, os carinhos, a atenção, a palavra cortês e sincera, a determinação de satisfazer plenamente os desejos sexuais e manter um clima permanente de intimidade e harmonia são pequenos cuidados que mantém a chama do interesse sempre acesa em um relacionamento.

Flores, bombons e poemas fazem milagres no coração de uma mulher. Aliados a uma boa aparência e a um comportamento digno, respeitoso e comprometido. Assim, crie climas românticos em que as viagens, os perfumes e a beleza estejam sempre presentes.

Aprenda a seduzir o seu amor usando sua voz, seu corpo, roupa íntima bonita e sexy. Convide seu par para dançar e fazer programas juntos como ver filmes, peças de teatro, ir a museus, fazer passeios ao ar livre em parques, assistir a shows musicais etc.

Inove. Renove. Saia da rotina. Leia. Converse. Troque ideias. Espiritualize-se. Toque suavemente a pele do seu amor. Com calma. Com carinho. Faça cafuné. Compre presentinhos. Escreva bilhetinhos. Ria, faça seu amor sorrir. Fique positivo. Mostre-se animado. Sinta-se integrado. Tenha disposição. Exercite-se. Fique interessante e magnético. Ache-se maravilhoso. Ache o outro maravilhoso também e juntos achem a vida maravilhosa.

Cada romance é único, assim como cada relação é única, cada uma durará exatamente o tempo que deva durar e lhe trará exatamente o que veio trazer e você deve sempre ser grato por isso.

Compreenda que todas as relações num certo sentido estão colaborando para o seu crescimento e desenvolvimento. Agradeça à vida sempre por cada amor que você já viveu. Quanto mais agradece, mais a vida te dá.

Existe dentro da astrologia, um cruzamento de mapas astrais das duas pessoas que se chama sinastria. É necessário ter as datas, horários e locais corretos do nascimento dos envolvidos para ter uma dimensão exata do prognóstico de uma dada relação. Aconselho as pessoas a aprender a buscar essa ferramenta que muito pode ajudar a compreender a possibilidade de sucesso e harmonia nas relações.

Faça com um astrólogo experiente e verá também que seu próprio mapa astral é uma excelente maneira de conhecer mais você e o outro, entendendo também o que a relação tem a oferecer em todos os níveis.

É uma maneira de autoconhecimento e autotransformação extremamente útil. Consulte um bom astrólogo e adquira seu mapa astral, o mapa de seu parceiro e a sinastria. Estude tudo com calma e verá a grande utilidade desse conhecimento.

Resumindo, para manter a chama acesa você precisa de disposição, inspiração e dedicação. Tem que cuidar da relação constantemente como se cuida de um bebê. Os cuidados constantes garantirão a manutenção e o fortalecimento dos laços que originaram a união.

Lembre-se que, na mesma medida como você alimentar a relação, será também alimentado por ela. E uma questão de reciprocidade.

Faça o outro se sentir importante. Dê atenção com qualidade. Essa é com certeza a maior amiga de todas as relações. Organize seu tempo de forma que sempre haja um momento no qual vocês estejam verdadeiramente juntos.

Abrace seu amor depois de gozar e diga o quanto ele é importante. Diga. As palavras certas são essenciais. Os dois querem prazer e felicidade assim como aceitação e admiração.

É preciso conciliar todas essas necessidades. O homem deve sempre fazer a parceira gozar antes dele. Esse é um segredo essencial para as relações durarem. As mulheres devem ensinar aos homens que as preliminares são tão importantes quanto as vias de fato. Sejam compreensivos com suas diferenças e aprenda sobre as peculiaridades do outro. O livro *O Erotismo,* de Francesco Alberoni, pode ajudar homens e mulheres a se conhecerem e se entenderem melhor.

Adquira o hábito de estudar tudo o que pode trazer qualidade de vida para você e seu relacionamento. Quanto mais aprende, mais recursos tem para manter acesa a chama do amor dentro do seu relacionamento. E, acima de tudo, seja sempre fiel. Ao seu par, a si mesmo e a seu propósito.

CAPÍTULO 14

A FIDELIDADE COMO PRÉ-REQUISITO DA RELAÇÃO IDEAL

Em uma relação romântica, mesmo que seja apenas um namoro, se desde o início, for pautada no princípio do respeito mútuo, enriquecerá e enobrecerá os envolvidos independentemente se a relação vai evoluir para um casamento ou será encerrada.

O treinamento deve começar desde cedo até que se torne um hábito arraigado no comportamento de homens e mulheres que amadurecerão mais tarde, na hora certa, com os pares certos, formarão suas famílias.

É incrível como as pessoas se desviaram dessa conduta ideal e chegaram ao extremo oposto. Existe um desarranjo nas relações dos dias atuais, muitas são concomitantes, levadas por homens e mulheres solteiros e casados, de uma maneira totalmente irresponsável e irrefletida com relação às consequências desse tipo de conduta. Eu vejo ambos os sexos totalmente perdidos e desesperançosos, com sua capacidade de amar totalmente embotada pela necessidade animal do prazer sexual e da satisfação do ego.

Essas pessoas têm características dos acumuladores de relações vazias, que são totalmente desprovidas de significado e vão seguindo a vida sem perceber que estão perdendo o senso do que é viver um amor verdadeiro que realmente preencha as necessidades emocionais e evolutivas de um ser. Esse comportamento cria hordas de pessoas solitárias e descomprometidas com sua própria felicidade emocional e com a alheia.

O impressionante é que o comportamento decente está se tornando exceção e as pessoas respeitosas são chamadas de caretas e retrógradas como se o senso interno da importância do amor verdadeiro estivesse perdido.

As pessoas idealistas são chamadas de românticas como se as relações verdadeiras que são as mais enobrecedoras e enriquecedoras da vida fossem utopia.

A forma certa de se relacionar com qualquer pessoa, seja ela quem for, é com respeito e consideração. E isso se aplica a qualquer tipo de relação. Porém, para ter fidelidade é necessário fazer as pessoas entenderem a importância da verdade. Ser verdadeiro consigo mesmo e com os outros é o único caminho que leva as pessoas a ter relações verdadeiras.

Mentir, enganar, trair, roubar, garante exatamente que você encontrará em seu caminho pessoas que terão esse mesmo comportamento com você, isso acontece para servir como espelhos do tipo de energia que está projetando na vida consciente ou inconscientemente. Isso tudo só lhe trará sofrimento e a necessidade de equilibrar todo o mal causado aos outros.

Não e possível tirar proveito de ninguém, esteja o outro consciente disso ou não, sem, automaticamente, se condenar a encontrar exatamente o mesmo comportamento de outra pessoa no futuro.

Vemos nas novelas histórias cheias de intrigas, falsidades, fofocas, maldades intrincadas, doenças, vícios e suas consequências funestas para nos conscientizarmos que o crime não compensa e agir de forma errada só traz dor, sofrimento, arrependimento, e a necessidade de reparação. Por isso, vemos tantas pessoas passarem em suas vidas por situações tão difíceis que poderiam e deveriam ser evitadas por uma correta conduta.

As lições morais e os princípios éticos devem ser ensinados em todas as escolas desde a mais tenra idade e não depende da escolha das religiões que é livre, variada e tem conceitos e princípios diversificados.

Vemos políticos corruptos, profissionais negligentes e desonestos e todo o tipo de desvio moral e comportamental como consequência direta da negligência na educação em todos os níveis, da implementação dessas matérias nos currículos escolares de todo o planeta.

Estudar línguas, matemática, física, química, biologia etc. é tão importante quanto aprender a respeito dos princípios reguladores de uma correta conduta. Por mais repetitivo e ingênuo que isso possa parecer é simplesmente a chave para se formar uma sociedade mais íntegra, justa e feliz.

É preciso saber que tudo o que se escolhe na vida tem um preço embutido. Se você pensa que de alguma maneira pode burlar as leis, está apenas se iludindo. Tudo o que acontece fica registrado no éter que é o quinto elemento.

Toda ação que cada ser faz, pensa e sente fica registrado como em um filme. Não existe nenhuma maneira de enganar a espiritualidade. Este planeta é um campo de provas onde cada um demonstra por meio de sua própria conduta, quais ensinamentos foram efetivamente interiorizados pelo ser. Não basta que você apenas saiba qual é o comportamento correto, é preciso executá-lo para demonstrar que está compreendido e, portanto, foi colocado em ação. Não importa se existe consciência dela ou não, a lei é válida da mesma maneira para todos. Todos colherão na medida e proporção exata em que semearem. Por isso, a fé sem obras é morta.

A demonstração do aprendizado é sempre por meio da ação efetiva.

Enquanto essa verdade irrefutável não estiver clara para a humanidade, ela anda por esse mundo como um cego perdido em um lamaçal.

Aqui, a fidelidade é apenas o reflexo do ideal de tratar o seu próximo como você mesmo gostaria de ser tratado; que, aliás, é um dos ensinamentos mais importantes de Cristo.

Amor, tolerância e humildade são os ensinamentos que nos libertarão da roda das reencarnações. Isso acontece quando esses três grandes princípios são totalmente compreendidos e aplicados na vida cotidiana no trato com todas as pessoas.

Perceba esse ensinamento nas verdades elucidadas e conselhos dados por Cristo: "Tomai sobre vós o meu jugo, e aprendei de mim, que sou manso e humilde de coração; e encontrareis descanso para as vossas almas." [Mateus 11:29]. "Amarás ao Senhor teu Deus de todo o teu coração, e de toda a tua alma, e de todas as tuas forças, e de todo o teu entendimento, e ao teu próximo como a ti mesmo" [Lucas 10:27]. "Perdoai setenta vezes sete por dia". "O maior dentre vós será vosso servo" [Mateus 23:11].

Essa é a verdadeira liberdade. Ser livre para viver em estado perpétuo de felicidade e bem-aventurança. O ideal para todos nós é a fidelidade que representa a estrada concreta que trilhamos nas nossas relações para conhecermos intimamente a nós mesmos e ao nosso próximo.

Aprender a ser fiel não é uma utopia; é um caminho possível e extremamente necessário para a nossa evolução.

CAPÍTULO 15

OS EFEITOS DA FIDELIDADE NA VIDA DE UM HOMEM

Se alguém se dominou e dirigiu sua mente, seu sentimento e suas ações, todos na mesma direção, no sentido de se tornar senhor de si mesmo e de sua vida, alcançou o autodomínio.

Esse ser não será incorretamente influenciado por mais ninguém. Pelo contrário, ele próprio servirá como exemplo da correta conduta que tem como frutos; a felicidade, a paz de espírito e a prosperidade. Além, é claro, da evolução.

A fidelidade chega junto com essa soberania e propicia a criação e a manutenção de todos os tipos de relação que realmente se aprofundam, dão frutos e são úteis ao desenvolvimento do homem em todos os níveis.

No nível das relações amorosas conjugais, a fidelidade é a coluna de sustentação de qualquer relação que tenha a pretensão de se ser significativa.

A variedade cria dispersão da energia, dos sentimentos e gera a superficialidade que tem por fim apenas a satisfação de apetites sexuais e o distanciamento emocional causado pela desvalorização das pessoas envolvidas na relação; em outras palavras, o infiel usa a multiplicidade justamente com o propósito de não criar vínculos emocionais, na esperança vã de que isso o poupará de desilusões e sofrimentos.

Quem tem muitos, não ama nenhum. E não ama porque não sabe amar. Não sabe se doar e se comprometer. Não sabe ser coerente nem verdadeiro. Não sabe sobre consequências. Não tem maturidade. É uma criança espiritual a quem tudo precisa ser pacientemente ensinado.

O infiel está totalmente perdido de sua própria essência divina. Ele não sabe sobre sua identidade Real nem para onde está indo. Ele se vangloria de ser um caçador sem perceber que está perdendo a oportunidade de ser feliz e amar. Felicidade para ele, é gozar e contar vantagem. É ter prazer sexual e liberdade emocional. É um libertino inescrupuloso que semeia em suas relações apenas indiferença e ressentimentos.

É um ser solitário, que mesmo com tantos parceiros, não pertence a nenhum. É um iludido com o poder de conquistar e dispensar. Usando ardilosamente as armas da sedução e da mentira para fazer suas manipulações amorosas. Triste é seu fim. Acaba invariavelmente descartado e desacreditado. Perdido no desamor e na frustração. Não lhe resta nada para trocar porque em toda sua vida, como um parasita, só aprendeu a usar, sugar e descartar.

Vira um farrapo humano. Ligado em pornografia, internet, televisão ou qualquer coisa que o hipnotize, para esquecer quem é. Como não gosta do que vê, prefere nem olhar para si mesmo. Muitos se abandonam no álcool, nas drogas e até mesmo no suicídio.

Não fosse isso tudo pouco, ainda terá de adquirir nas vidas futuras, o perdão de cada ser envolvido em sua teia de manipulação. O preço do desamor é extremamente caro e muitos desconhecem quanto terão de pagar.

Como todos temos o livre-arbítrio, para qualquer um é permitido fazer essa escolha. Após um determinado tempo chega a cobrança com juros e correção monetária. Para todos os infiéis desavisados e para os avisados também, a ignorância não é desculpa.

Quem acaba julgando seus atos é você mesmo e garanto que não existe juiz mais rigoroso, pois conhece todas as suas intenções.

É impressionante que a humanidade ainda não tenha percebido o desdobramento das consequências de todas as infidelidades praticadas pelo Homem.

A natureza está cobrando o seu preço. O aquecimento global, a poluição ambiental, o desmatamento, a extinção de espécies, a superpopulação, os problemas sociais, a miséria, a fome, as doenças, as epidemias, os cataclismos, terremotos, tsunamis, inundações, nevascas, drogas, assassinatos, desvios comportamentais, golpes, opressão; todos esses acontecimentos são consequência da infidelidade do Homem ao seu planeta que é a extensão de sua casa e à humanidade, que é a extensão de sua família.

Qual será o preço que a humanidade terá de pagar por sua infidelidade?

Quanto custará ao homem o seu desatino, sua irresponsabilidade?

Quantos homens como Adolf Hitler existirão para podermos aprender?

Quantas guerras, sangue derramado e sofrimento serão necessários para que o Homem desperte de sua negligência?

Espero sinceramente que este livro ajude os seres a despertar e a considerar com mais rigor que apenas com o desenvolvimento individual pode-se modificar o coletivo.

Espero ainda que as pessoas consigam alcançar a profundidade desses ensinamentos para fazer uma avaliação sincera de seu próprio comportamento e para tomar a decisão de redefinir suas metas na vida e se reeducar para introduzir em suas mentes valores sólidos e comportamentos compatíveis com a conquista e manutenção dessas metas.

A fidelidade é a arma mais eficaz em todo esse trabalho que passa pelo autoconhecimento, construção da autoestima, a reestruturação do conteúdo da mente subconsciente.

A reforma íntima é a consequência de tudo isso: A conquista de uma existência plena de significado, na qual a felicidade é construída passo a passo, fruto de um planejamento eficiente e de uma conduta moral e ética exemplar.

A conquista da prosperidade com honestidade, o uso correto de seus dons e talentos e a formação de laços emocionais e conjugais fortes, verdadeiros e capazes de se manter.

Ou seja, um homem integral tem saúde plena; física, emocional, mental, espiritual, financeira e social. Essa capacitação é fruto da integridade que só é formada a partir da fidelidade e do comprometimento consigo próprio, com a humanidade e com o planeta.

CAPÍTULO 16

COMO OS HOMENS FIÉIS SÃO VISTOS PELAS MULHERES?

As mulheres passam toda a sua vida buscando secretamente um par que mereça receber sua confiança, seu amor e sua dedicação para formar uma família feliz, estruturada, saudável e plena.

A essência da mulher é o amor e, por isso, cabe a ela ter os filhos e educá-los da melhor forma possível para prepará-los e incutir-lhes os princípios morais e educacionais, que os ajudarão em seus desempenhos durante a caminhada na vida.

Ela sabe que se puder contar com um homem fiel, comprometido, maduro e responsável, essa tarefa se tornará mais fácil.

O homem, por sua vez, tem como essência o poder. Todas as suas escolhas estão voltadas para a conquista do controle sobre todos os aspectos de sua própria vida. Suas prioridades giram em torno da satisfação de suas necessidades básicas: alimento, abrigo, satisfação sexual, estabilidade econômica para custear suas despesas e seu autodesenvolvimento pessoal. O poder lhe permite ter mais facilidade para conquistar tudo o que deseja e precisa.

Dentro desse contexto, a formação da família, a criação dos filhos e sua própria formação educacional e profissional são fatores naturais que ele busca usando como armas, sua capacidade intelectual e sua força de trabalho.

Pode se perceber que as essências do homem e da mulher se complementam para o desenvolvimento e manifestação plena dos atributos divinos na humanidade.

O poder, o amor e a sabedoria.

A fidelidade no homem é o que ele dá para segurança que a mulher precisa para cumprir bem a manifestação de sua essência.

O lar ideal é aquele em que o casal se ama, se respeita e cria seus filhos num ambiente saudável onde os princípios morais são ensinados por meio dos exemplos e das palavras.

São esses lares abençoados em que moram famílias bem-integradas e felizes, os principais pontos que mostram tudo o que a fidelidade é capaz de construir e de manter. Por tudo isso é muito importante que essa qualidade penetre profundamente na mente, no coração e no comportamento das pessoas.

A fidelidade funciona na vida como o fermento no pão: faz crescer e alimenta a fome de afeto do ser.

Os homens fiéis são vistos pelas mulheres atualmente como uma raridade. A descrença é tamanha que as pessoas se relacionam afetivamente contando como uma atitude natural uma eventual traição, desde que a ignorem. O que deveria ser exceção virou regra. E por isso, as mulheres estão adotando a mesma postura. Se relacionando de forma frívola e perdendo o contato e a fé com sua própria essência.

Essa é uma catástrofe sem precedentes na humanidade. É contra tudo o que tem valor no desenvolvimento humano.

Verdadeiras orgias regadas a álcool em que entidades de baixa frequência usam as pessoas como se fossem fantoches para a satisfação de seus apetites sexuais grosseiros acontecem nas baladas onde os ritmos, as músicas com letras que induzem à promiscuidade fazem os participantes dançarem e cantarem de forma a induzir o desejo sexual desenfreado em qualquer um. Meninas engravidam, doenças sexuais se alastram, drogas são consumidas e as pessoas que nasceram para a luz e o desenvolvimento, se bestializam e se transformam em predadores sem valores e sem rumo.

Em todas as camadas sociais, a prostituição, os sites de pornografia, a corrupção, a mentira, as drogas e a ignorância vão levando as pessoas a um estado de calamidade moral.

As cracolândias vêm se disseminando e formando verdadeiros zumbis a quem toda a dignidade é tirada em troca do prazer efêmero de uma sensação agradável no cérebro.

Todo esse panorama pode e deve ser revertido. Nós nascemos para nos desenvolvermos, realizarmos e libertarmos de tudo aquilo que nos escraviza. Viemos ao mundo com livre-arbítrio para escolhermos nosso próprio caminho. Nossas escolhas nos definem.

A cada momento uma decisão leva a outra e basta uma escolha errada para perder o rumo da estrada que queríamos trilhar.

Precisamos estar sempre vigilantes. Com o tipo de pensamento que acolhemos em nossas mentes. Assim como com o tipo de relacionamento que escolhemos, os alimentos que ingerimos e o tipo de amigos que nos permitimos ter; fazemos escolhas a todo momento. Precisamos introduzir qualidade às nossas escolhas. Precisamos também nos perguntar se nossas escolhas estão de acordo com nosso propósito na vida. Necessitamos desenvolver uma fortaleza e manter o foco para não desviar do rumo que traçamos como nossas metas na vida. Precisamos ser eficientes para gerenciar bem nossa energia.

As frequências vibratórias que nos interessam são aquelas que nos mantém no mais alto nível que conseguimos alcançar.

Tudo no universo é vibração.

Devemos nos sintonizar com o que nos traz elevação.

Devemos nos sublimar e nos purificar. Precisamos compreender que apenas fazendo escolhas certas, temos a condição de gerenciar bem o rumo que estamos dando à nossa vida.

Se você decide ingerir veneno, está se condenando à morte. E existem muitas maneiras diferentes de morrer.

Quando decide ingressar no mundo das drogas ou quando decide trair alguém está matando dentro de si as possibilidades que fariam uma mudança de rumo no desenrolar dos acontecimentos no seu caminho.

Quando decide vencer e faz sua mente ser sua aliada acontece o milagre das possibilidades positivas. A fé opera as sincronicidades e a realização é fruto da determinação. A fé na fidelidade precisa ser resgatada. A fé no amor e na bondade possibilitando a construção da nossa própria felicidade. Precisamos admitir que somos totalmente responsáveis por nossas próprias escolhas e por todas as consequências que elas trazem.

Precisamos cultivar a alegria. Ficar com uma atitude mental permanentemente positiva. Quando estamos positivos atraímos coisas boas para nossa existência. Fé e positividade são a mesma coisa: permissão para que bons acontecimentos nos alcancem.

Precisamos ajudar os homens a resgatar a fidelidade para com eles, construirmos relações felizes e frutíferas.

Os homens fiéis são vistos pelas mulheres como aqueles que merecem todo o seu amor e cumplicidade. São vistos como merecedores do que há de melhor dentro delas.

Por eles, elas são capazes de desabrochar e mostrar todo o seu esplendor. Eles são como sóis que iluminam e dão vida à sua família.

São os mais desejados, os mais procurados e os mais valorizados. Seu preço vale ouro e o pagamento por toda a sua devoção é incalculável.

Quando um homem aprende a ser fiel, a vida sorri para ele e diz: muito bem, você aprendeu, agora receberá os doces frutos que estão guardados para todos aqueles que fazem o que deve ser feito.

E então, chegam as relações verdadeiras e profundas que eu citei anteriormente neste livro. Quando estamos prontos para vivenciá-las. E junto com elas, a felicidade, a estabilidade e a paz profunda de espírito.

CAPÍTULO 17

DEFININDO SUAS METAS NA VIDA

Para que seus objetivos se realizem e para que você consiga conquistar tudo o que quer na vida, necessita aprender a usar a sua própria mente de maneira precisa e eficiente.

O primeiro passo é definir por escrito o que você quer ver realizado em cada setor:

– saúde perfeita, física, emocional, mental e espiritual;

– prosperidade que é a capacidade de atrair do universo tudo o que precisa e deseja;

– formação profissional exercendo uma atividade compatível com seus dons e talentos;

– estabilidade financeira;

– felicidade emocional;

– desenvolvimento mental e espiritual decorrente de estudos e práticas que visem o autoaperfeiçoamento.

Feita essa etapa, o próximo passo é aprender a controlar corretamente a imaginação para dirigir o que se chama de visualização criativa. Nessa etapa, você vê com os olhos da mente já realizado o que deseja em qualquer nível durante vinte e um dias consecutivos seguindo regras constantes: as imagens precisam ser coloridas e dinâmicas com todos os sentidos envolvidos e com fortes sentimentos positivos associados.

Você vai fazer uma espécie de roteiro sentindo aromas, tendo sensações táteis e gustativas, além de sonoras e visuais.

Suponhamos que queira atrair da substância universal, uma casa.

Você se verá dentro dela, vendo-a exatamente como quer que ela seja do tamanho e formas exatas, pintada da cor que preferir, mobiliada da maneira que quiser. Você se verá com a escritura definitiva dessa casa no seu nome e agradecendo a Deus por essa conquista. Os sentimentos precisam ser fortes e verdadeiros. Deve sentir o cheiro de uma comida sendo preparada e depois, degustada.

Feito isso, toque nos móveis e ande por toda casa sentindo que é um lar totalmente seguro onde se sente muito confortável e feliz.

Sinta que a vizinhança é amigável e tranquila. Vá para o lado de fora da casa e admire o formato do acabamento. Veja a harmonia e a beleza da casa. Sinta que essa casa é sua e estabeleça uma data limite razoável para a concretização.

Terminado o roteiro, abra os olhos e anote devidamente o número referente à contagem e faça outra atividade. Depois que repetir vinte e uma vezes essa visualização ela se cristaliza em sua mente subconsciente e a fé tranquila nos resultados moverá todas as energias necessárias para a concreta manifestação da casa.

De maneira tranquila ela chegará a você no tempo certo. A casa está "encomendada" para o universo e como nós somos feitos à imagem de Deus, somos criadores de nossas próprias manifestações. Esse exemplo retrata o que deve ser feito com qualquer outra meta. As etapas são as mesmas: decidir o que se quer, anotar, fazer o roteiro como se estivesse se projetando para o futuro e vivenciando a concretização do objetivo já realizado e todos os sentimentos de satisfação relacionados com a conquista. Repetir o mesmo roteiro durante vinte e um dias consecutivos sem nenhuma alteração. Se um único dia for esquecido durante qualquer etapa do exercício é preciso recomeçá-lo. E por fim, aguardar o momento certo da materialização.

Precisa sentir tão profundamente que impressione positivamente seu subconsciente. Você deve permanecer em contato visual com o que quer. Leia sobre o assunto. Cerque-se de imagens e reportagens que abordem aquilo que deseja. Fotografias em porta-retratos para ficar, o máximo possível, diante de seus olhos a imagem que impressionará seu subconsciente. E no fim dos vinte e um dias, mantenha calma a expectativa na certeza de que o que você quer virá na hora certa por meio de leis imutáveis. Cuidado para não gerar ansiedade ou dúvidas, pois isso atrapalha a manifestação.

Quanto mais você exercita, mais eficiente fica e mais percebe que pode usar seus recursos internos para desenvolver seus poderes latentes.

Existem bons livros sobre visualização criativa e o estudo desse tema será muito benéfico para aprofundar os conhecimentos dessa técnica. Estude-os disciplinadamente e depois os aplique. Os resultados só vêm com a ação.

Com relação à questão da felicidade afetiva, faz-se necessário trabalhar primeiro o seu próprio interior e a capacidade de se manter fiel e comprometido dentro de uma relação e, se quiser, pode usar a técnica do Capítulo 7 que ensina a atrair a pessoa ideal, seguindo criteriosamente todas as etapas envolvidas.

A parte da mente que faz escolhas é a mente consciente, por isso, o trabalho com ela é chamado de conscientização.

A aquisição de informações vai desenvolvendo a capacidade de discernimento para que as escolhas em um dado momento sejam totalmente compatíveis com as metas e valores traçados. Essa etapa de se escolher o que se quer alcançar na vida deve ficar muito bem estabelecida antes de se passar para as próximas etapas.

Após a criteriosa escolha você precisa dar as ordens para sua mente subconsciente, isso é feito por meio das afirmações que fazem a reprogramação neolinguística e as visualizações criativas que criam uma matriz mental específica que deve ser adensada até sua plena manifestação na terceira dimensão.

Os vinte e um dias consecutivos são necessários para a correta impressão de ordens, afirmações, mudanças de hábito e visualizações. A mente funciona com especificações, por isso é conveniente que se estabeleçam datas limites para a manifestação de qualquer meta.

No caso do peso ideal, por exemplo, você deve se visualizar exatamente com o peso que deseja sendo visto ao subir em uma balança imaginada. Veja-se refletido no espelho exatamente como quer ficar. Aprove a imagem que vê e sorria de satisfação. Repita vinte e um dias consecutivos essa visualização e enquanto isso, decida fazer um estudo sobre quais alimentos deve tirar e quais devem inserir na sua dieta diária. Isso se trata de uma reeducação alimentar.

Faça caminhadas diárias por lugares agradáveis e pratique dança, natação ou qualquer outro tipo de exercício que lhe agrade. Ou seja, deve-se combinar as visualizações criativas com as ações necessárias para concretizar a meta definida.

Esse é um trabalho de corpo, mente, alma e coração. Você deve estar inteiro na realização de cada meta estabelecida. Todas as suas energias devem se concentrar na sua plena realização.

Se sua meta é abrir um negócio próprio, precisa estudar bem o ramo em que vai atuar estudar sobre gerenciamento ou contratar alguém com experiência que possa fazer esse trabalho. Adquirir o capital necessário e implementar a documentação para a abertura. Escolher um excelente ponto para alugá-lo ou para comprá-lo e, nesse ínterim, deve fazer a criação mental do lucro chegando maior a cada mês em sua conta bancária, bem como a satisfação de poder ser seu próprio patrão. Veja o negócio dando certo, crescendo, se expandindo e você ficando mais satisfeito com os resultados. Visualize isso durante vinte e um dias consecutivos. No final de cada visualização estabeleça uma data limite para a concretização. Use o bom senso.

O empenho deve ser total, não importa o tamanho ou a dificuldade da meta que almejou.

Pretendendo cursar uma faculdade, procure antes fazer um teste vocacional com um psicólogo para saber se é compatível com sua personalidade e tendências gerais.

Seus pontos fortes devem determinar a escolha de sua profissão ou negócio. Se é tímido e introvertido não será bom no trato com o público e sim em atividades nas quais tenha privacidade e criatividade. As pesquisas, por exemplo, são beneficiadas por esse tipo de personalidade.

Vendedores, professores e atores devem ser extrovertidos, eloquentes e carismáticos.

Não pense apenas no retorno financeiro que a profissão lhe dará. Pense que deve estar de acordo com os seus pontos fortes. Aquilo que lhe dá prazer é o que você faz bem. Assim, o dinheiro virá como consequência de sua satisfação pessoal. As 8 horas ou mais em que estiver trabalhando, serão de realização. O que se faz por prazer fica bem feito porque sua alma participa. Você fica "animado" e só pode ficar bem feito, então, por dar prazer é da natureza humana repetir sempre.

A inteligência deve ser usada na escolha. Estude a si mesmo por meio de seu mapa astral e teste vocacional antes de escolher sua profissão. Seja extremamente coerente e sincero sobre o que gosta ou não de fazer. O prazer é a mola mestra da vida. Faça o que gosta. Respeite quem você é. Esse é um aspecto importantíssimo da fidelidade a si mesmo.

Estabelecer suas metas na vida é um passo muito esclarecedor para compreender onde você está e para aonde quer se conduzir durante sua vida. O que quer realizar tem muito a ver com o seu propósito na engrenagem de sua própria evolução.

Lembre-se sempre de que a mão da vida está conduzindo você serenamente pelas experiências que precisa para o seu crescimento, com isso quero dizer que certas circunstâncias nos advêm à revelia, mas não devemos opor-lhes resistência, porque estão relacionadas ao nosso karma individual.

Na medida em que treinamos nossas mentes para atrair o que queremos e passamos a ter uma conduta idônea, vamos semeando o que colheremos no nosso futuro.

A disciplina é a obediência de nós para com nossos superiores hierárquicos no processo evolutivo e da nossa própria mente subconsciente com relação a nossa consciência.

Nossas mentes devem ser ambiciosas porque somos capazes de fazer grandes conquistas, internas e externas. As capacidades latentes precisam ser expressas. A criatividade permite que o não expresso se exponha. Ela é a qualidade de Deus que se manifesta no homem e que faz o impossível acontecer. Força a realidade a se redesenhar e a se expandir para que o homem compreenda que ele é Deus e ambos estão em permanente união.

CAPÍTULO 18

APRENDENDO A SER FELIZ

A felicidade é um estado geral de bem-aventurança decorrente do concurso de muitos fatores concomitantes.

A alegria interior que gera a sensação de felicidade vem diretamente da certeza de estar indo no rumo certo da realização pessoal.

Para cada pessoa essa realização é resultante de uma série de expectativas e necessidades pessoais que, após atendidas, dão a sensação de segurança e gratidão por ser capaz de atrair o que se quer.

Essa ação de atrair, por sua vez é uma capacidade que pode ser treinada. Como já foi dito anteriormente, o planejamento começa quando acontece a decisão exata sobre o que se deseja. A partir desse momento é preciso impregnar a mente com uma "recordação do futuro", que obviamente é feito por meio do uso corretamente dirigido da imaginação.

Além de ter a capacidade de manifestar tudo o que deseja é preciso também estar em consonância com sua missão nesta vida. Você precisa descobrir o que veio fazer, aprender e procurar se inserir nesse contexto sem nenhuma resistência. Estar cumprindo o seu propósito é um dos fatores que contribui para a verdadeira felicidade interior.

Outro recurso extremamente eficiente é o aprendizado e a prática da meditação. A meditação é a arte de aprender a calar a mente. Parar de pensar para que se possa sentir a paz profunda que vem de seu próprio espírito. Essa paz profunda faz com que o ser sinta a conexão, a ligação entre o seu próprio Eu e todo o universo. Traz um alimento único e precioso que justifica o tempo empregado nesta prática que deve se tornar permanente.

A paciência e a perseverança aliadas ao conhecimento da importância de se estabelecer essa conexão permitirão que a técnica da meditação seja aprendida por qualquer pessoa que sinceramente busque a conquista da própria felicidade.

Nesses estados meditativos passamos por experiências impressionantemente fortes e marcantes que ajudam muito no direcionamento do nosso crescimento interior.

A respiração profunda e cadenciada é o que permite o aprofundamento da consciência em níveis interiores. É parecido com o que acontece quando adormecemos, com a diferença de que não há perda da consciência no processo. A mente é como um macaco que pula de pensamento em pensamento por meio da livre associação e para parar esse processo automático, se faz necessário o uso da nossa vontade dirigida associada à respiração profunda.

A chave é a prática, quanto mais se pratica melhor se fica.

E aprender a dirigir a própria mente é outro pré-requisito para a verdadeira felicidade.

É preciso compreender que a consciência tem o poder de escolher e comandar e o subconsciente tem o poder de obedecer e executar.

A força, a conexão, a internet de Deus está nesse local do nosso corpo mental. Por meio dele, são ativadas e realinhadas todas as energias e circunstâncias que fazem as metas se tornarem realidade.

Cada mente tem que receber esse treinamento; durante alguma etapa de sua evolução, temos que aprender como positivar nossos pensamentos. Cada um deles. Todos eles. A pessoa feliz domina sua própria mente.

Aprender a ser feliz é muito simples para aquele que já compreendeu quem é, ao contrário, saber o que está fazendo aqui é bastante complexo para quem acha-se distanciado de sua própria essência Divina.

O caminho da felicidade é o caminho da autodescoberta, da autoaprovação e do autodesenvolvimento.

Você decide o que fará a sua existência ser proveitosa para si mesmo e para a humanidade, a partir dessa sábia decisão, suas metas são reestruturadas e seu caminho é redirecionado totalmente.

Você fica em perpétuo estado de bem-aventurança quando sabe interiormente o quão grande é, assim como tudo o que o espera na eternidade durante seu desenvolvimento até Deus.

Todo o resto é treinamento. As dores são circunstanciais. Só servem para que a criança em nós aprenda o que precisa ser assimilado. Nossa essência permanece intocada.

A felicidade é uma decisão tomada no instante exato em que o ser compreende que tudo no universo faz parte de um TODO e esse se compõe de todas as partículas de tudo o que existe em todas as dimensões em perfeito equilíbrio.

Nós que estamos vivenciando personalidades humanas nesta terceira dimensão, nos comparamos a uma pessoa que coloca uma unha mergulhada em um copo de água. Os três corpos que estão passando por essas experiências dimensionais correspondem apenas à unha enquanto o resto continua em permanente contato com o TODO nas dimensões superiores. Nosso trabalho evolutivo consiste em controlar totalmente os corpos físico, emocional e mental que estão interligados. Elevar suas frequências vibratórias para que eles fiquem em perfeito alinhamento com nossos corpos superiores que habitam em outras dimensões.

A pessoa que ainda está apenas identificada com a existência física, não consegue perceber essa existência multidimensional, mas mesmo assim, participa dela.

Os místicos se diferenciam justamente por terem consciência de que são parte de Deus e que estão já imbuídos do propósito de fazer sua união com Ele ou controlar totalmente os três corpos mais densos anteriormente citados.

A felicidade real está intimamente relacionada à expansão de nossas capacidades latentes, que nos permitem chegar à maestria e ao desenvolvimento pleno até o que está "além da unha mergulhada no copo".

A fidelidade é certamente a qualidade mágica que permite esse desenvolvimento pleno. E uma vez ancorada, aprendida e interiorizada no ser, se refletirá em todas as suas relações consigo mesmo e com todos os outros com quem se relacionar.

Todo o mal que existe tem o propósito de permitir que o ser aprenda por meio da dor e de condições restritivas impostas pela lei kármica a desenvolver as qualidades morais que são responsáveis pelo correto pensar, sentir e agir que se alinham em consonância com as leis que regem o equilíbrio universal.

Além disso, como temos liberdade de escolha para tomar nossas decisões, as sombras funcionam como exemplo do que acontece àqueles que renunciam ao chamado da luz para o desenvolvimento. Se não houvesse luz e sombras, não haveriam escolhas a fazer e o nosso livre-arbítrio não existiria.

A felicidade está relacionada à capacidade de reconhecer o melhor caminho a seguir em cada momento de nossas vidas.

Estamos permanentemente em sintonia com aquilo que fixa nossa atenção, então, se quisermos ser realmente felizes devemos nos fixar nas mais elevadas frequências vibratórias. Devemos refinar-nos e sintonizar-nos com aquilo que é grande em nós

Contato com a natureza, com as artes, com o altruísmo, com a fraternidade, com a sinceridade, com o respeito, com a lealdade, com a bondade, com a verdade, com as boas leituras, com a alegria, com a leveza, com a elevação que em todos os níveis nos coloca em nossa melhor sintonia para, nesse momento, nos sentirmos felizes, integrados, fiéis, realizados e plenos da certeza absoluta de que Eu e o Pai somos UM.

A resposta para as 3 perguntas mais importantes de nossa existência é absolutamente a mesma.

De onde viemos, para onde vamos e quem somos: Deus. Saímos perfeitos de Deus, descemos à matéria para experienciar o conhecimento e nos purificarmos até nossa reentrada na mesma frequência de que saímos. Nisso consiste toda a nossa evolução.

Por isso, a esfera é a forma geométrica perfeita. Ela representa exatamente isso.

Com esse entendimento é possível nos motivarmos para conduzir nossos pensamentos, sentimentos e ações ao mais alto padrão possível em cada momento para estruturarmos a conquista de nossa felicidade plena.

Estabeleça uma rotina diária dos exercícios recomendados neste livro para realizar seu autodesenvolvimento.

Organize-se e lembre-se que o tempo é o mesmo para todos, mas é o uso que cada um decide fazer dele o responsável pelos resultados conquistados individualmente por cada ser existente.

Seja criterioso com suas escolhas porque sua felicidade depende delas e, acima de tudo, tenha fé em Deus, em si mesmo e na vida porque o que está em nós, esperando o despertar é resplandecente.